くさり角八つ組（8本）

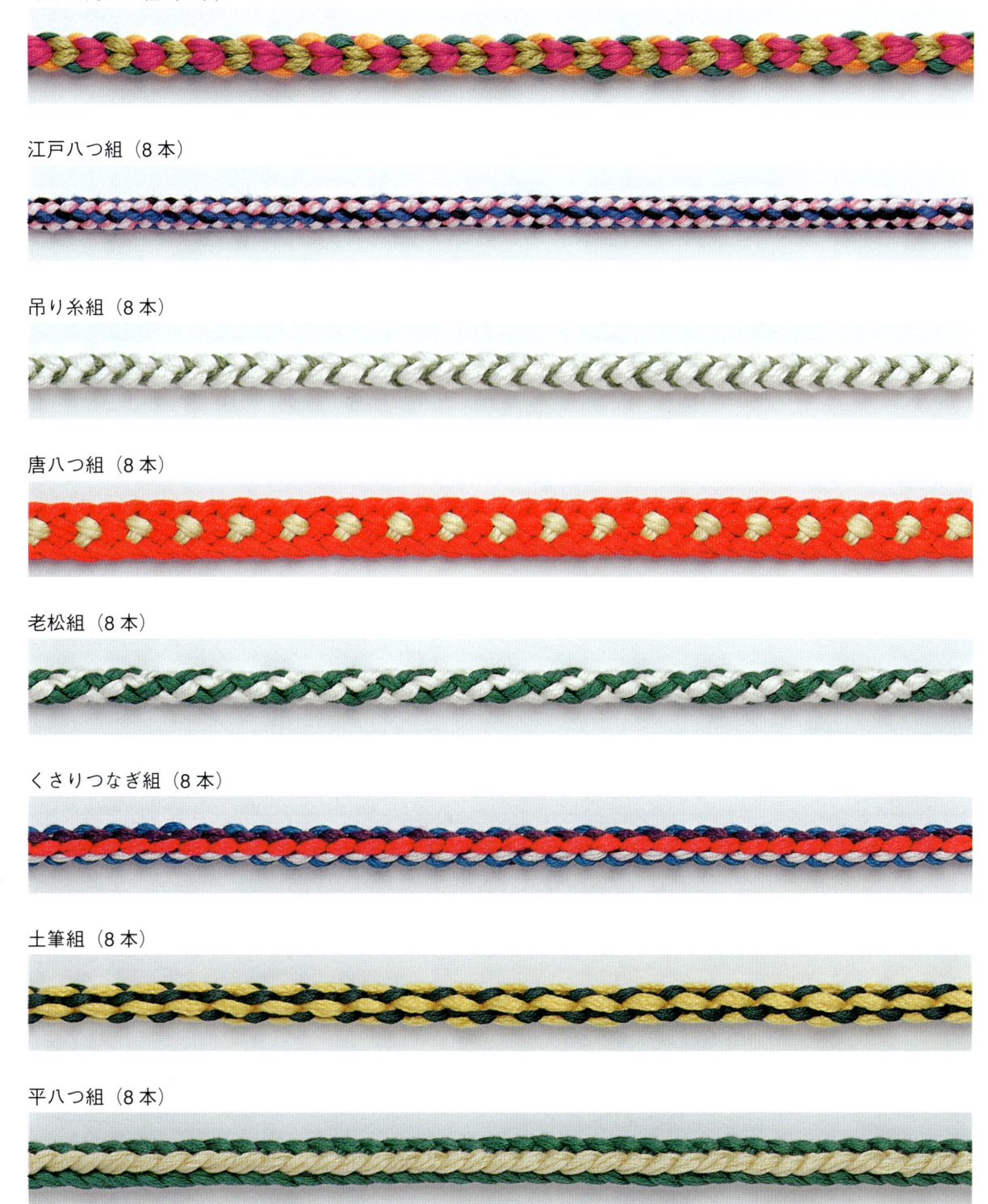

江戸八つ組（8本）

吊り糸組（8本）

唐八つ組（8本）

老松組（8本）

くさりつなぎ組（8本）

土筆組（8本）

平八つ組（8本）

平土筆組（12本）

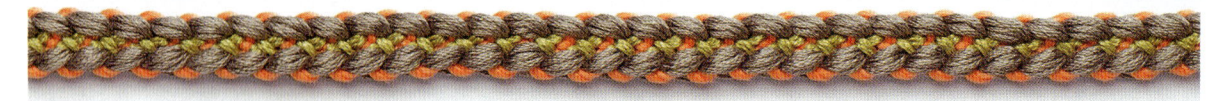

中土筆組（12本）

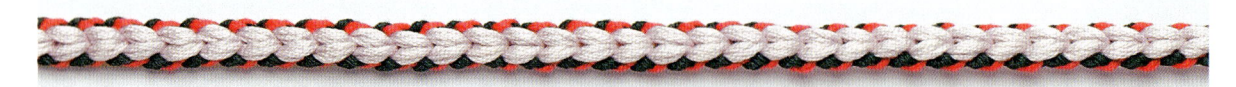

平唐組（12本）

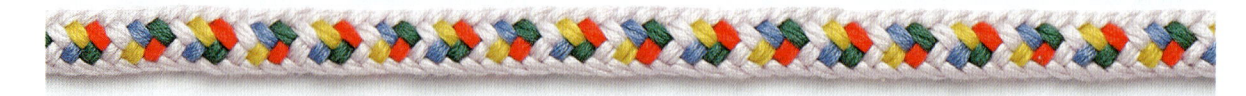

平唐組（16本）

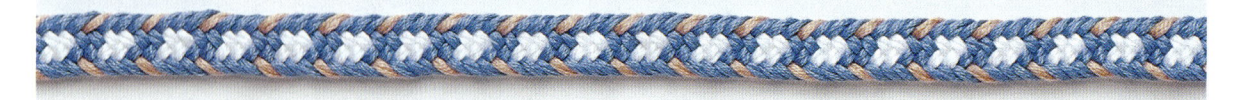

絣金剛組（16本）

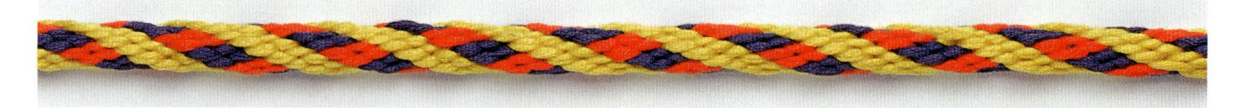

丸源氏組（16本）

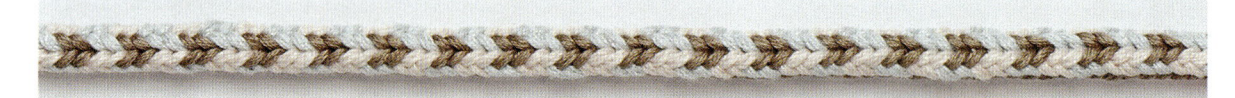

丸源氏組（24本）

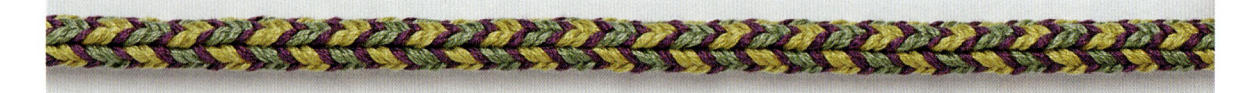

うねり金剛組（24本）

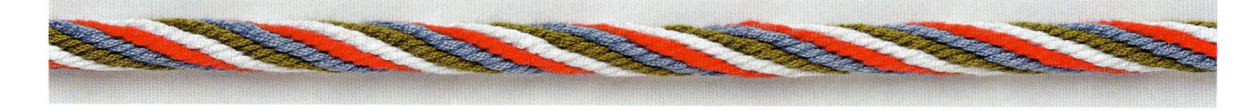

組みひも・
作業療法への適用法

治療・援助・評価の手引き

遠藤てる 編著

松村恵理子・鈴木真弓・大村みさき・小山春美 著

協同医書出版社

装幀 —— 岡 孝治 ＋ 菅 淳一

はじめに

　組みひもは伝統工芸の一つです．組み方が多くあり，同じ組み方でも色糸の配色を変えることにより全くと言ってよいほど違った雰囲気の作品を作ることができます．また作製工程は，手の動きに無駄がなく，大変合理的に考えられていて，先人の知恵を感じさせられる手工芸です．

　しかし，従来から紹介されている伝統的な方法では，障害のある人にとっては組みひもを作るのは難しく，多くの援助を必要とします．そこで，本書では，障害のある人が容易に組みひもを作ることができるように工夫を加えた方法を紹介していきます．この工夫した方法を土台にして，作業療法の治療・援助手段である作業活動（Activity；アクティビティ）として用いるために，作業活動分析を行い，疾病や事故により障害された様々な機能の回復のための手段や職業前訓練，家庭での活動として使うなどの目的で用いることができることを示し，障害のある人への導入・援助方法を述べていきます．最後の章では，実際にどのように適用していったらよいかを症例を提示して説明します．この中には組みひもを毎日の生活に取り入れて楽しんでおられる方についての紹介も加えてあります．

　この中で示すように組みひもは，作業の特徴として多くの利点や長所を持ち，幅広く応用でき，様々な障害を持つ対象者や，いろいろな目的に用いることができ，有用性が高い手工芸です．

　一見したところ，複雑で覚えるのが難しく，とても大変であると感じておられる方も多いようですが，実際に始めてみると使いやすい作業であることがお分かりいただけます．より多くの人に組みひもの作業療法における作業活動としての良さを知ってもらい，使用していただけたらと思います．

　また，手工芸は作業療法の現場で使われることが少なくなっているように思います．若い作業療法士の方たちが本書をとおして手工芸の作業療法への活用方法を学んでいただき，もっと手工芸を活用していっていただけたらと思います．

　なお，組みひもの組み方の名称は文献により少しずつ異なっていますが，本書では主として多田牧子著「丸台の組紐120」（1999）に準拠させていただきました．

目　次

はじめに

第1章　手工芸の構造と作業療法

1．手工芸の「構造」と作業療法 …………………………………………………… 1
2．手工芸の構造の持つ意味 ………………………………………………………… 1
3．手工芸の構造からみた「作品を作る」ことの意味と目的 ………………… 2
4．作業種目の選択と，手工芸の構造 …………………………………………… 2

第2章　「組みひも」とは

1．道具 ………………………………………………………………………………… 5
　　1）台　5
　　2）玉（色糸を巻いておくもの）　7
　　3）吊り重り　8
　　4）採寸用の糸　9
　　5）鋏　9
　　6）重し　9
2．材料 ………………………………………………………………………………… 10
　　1）色糸　10
　　2）視覚・触覚的手掛かりに使用する材料　10
3．作業工程 ………………………………………………………………………… 10
　　1）準備　10
　　2）組み方　15
　　3）仕上げの方法　17
4．組み方のバリエーション―片手でも組めるいろいろな組み方― ……… 19
　　1．くさり角八つ組（8本）：両手　20
　　2．くさり角八つ組（8本）：片手A　22
　　3．くさり角八つ組（8本）：片手B　24
　　4．江戸八つ組（8本）：両手　26
　　5．江戸八つ組（8本）：片手　28
　　6．吊り糸組（8本）　30
　　7．唐八つ組（8本）：両手　31
　　8．唐八つ組（8本）：片手　32

9．老松組（8本）*34*
　　10．くさりつなぎ組（8本）：両手　*35*
　　11．くさりつなぎ組（8本）：片手　*36*
　　12．土筆組（8本）*38*
　　13．平八つ組（8本）*39*
　　14．平土筆組（12本）*40*
　　15．中土筆組（12本）*42*
　　16．平唐組（12本）*44*
　　17．平唐組（16本）*45*
　　18．絣金剛組（16本）*46*
　　19．丸源氏組（16本）*48*
　　20．丸源氏組（24本）*50*
　　21．うねり金剛組（24本）*52*

第3章　作業療法への治療的適用

1．組みひも作業の特徴―作業療法の活動として選択するために― ……………………… 55
　　1）作業の特性と作業工程における特徴　*55*
　　2）治療的関わりにおける特徴　*56*
　　3）治療的適用範囲の広さにおける特徴　*57*
　　4）準備，実施環境における特徴　*57*

2．作業療法の目的としてどのように使えるか ……………………………………………… 58
　　1）治療・援助・評価手段として使う　*58*
　　2）評価基準として使う　*62*
　　3）退院後，家庭での活動として使う　*62*
　　4）繰り返しが多くある作業の意義　*62*
　　作業遂行における3次元モデル　*64*
　　組みひも作業検査　*66*

第4章　作業療法への導入と治療・援助方法

1．作業を開始する前に …………………………………………………………………………… 71
　　1）作業環境：設備と材料や道具の配置・保管　*71*
　　2）対象者への適用：組みひも作業が適する人，適さない人　*71*
　　3）組みひもによる作業遂行能力検査の実施　*72*
　　4）作製者への説明と同意　*72*

2．教授法と代償法 …………………………………………………………………… 73
　　1）教授法　73
　　2）代償法（視覚・触覚的手掛かりの利用）　74

3．作業の段階づけ …………………………………………………………………… 75
　　1）組み方による段階づけ　75
　　2）配色による段階づけ　76
　　3）紐の太さによる段階づけ　76
　　4）玉（重さと形）による段階づけ　77
　　5）姿勢による段階づけ　77
　　6）使用手による段階づけ：両手を使用する場合　77

4．作製者の力と段階づけ …………………………………………………………… 77

5．援助上の留意点 …………………………………………………………………… 77
　　具体的な進め方　80

第5章　症　例

1．右片麻痺のある人―上肢機能（両手動作）の回復，高次脳機能 ……………… 85
　　障害の改善，障害の受け入れへのアプローチ―

2．左片麻痺のある人 ………………………………………………………………… 90

3．手指の巧緻性低下がある人 ……………………………………………………… 92

4．全身に筋力低下のある人 ………………………………………………………… 93

5．高次脳機能障害のある人 ………………………………………………………… 96

6．視覚障害のある人 ………………………………………………………………… 99

おわりに

文献

道具・材料の購入先

第1章 手工芸の構造と作業療法

1. 手工芸の「構造」と作業療法

　作業療法において，本書で取り上げている組みひもをはじめとした手工芸は古くから用いられてきた作業です．多くの手工芸は，作品を作り上げていく一連の工程の中で，材料と道具を使って作品を仕上げるという共通の構造を持っています．

　作業療法士が手工芸を治療・援助の手段である作業活動として用いるには，手工芸のこの「道具－材料－工程」という構造の内容を分析し，障害を持った対象者の抱える問題の解決や改善を図るために，障害に合わせた工夫を加えながら活用します．

　さらに，手工芸を作業療法の中で実際に活用していく過程で加えられた工夫によって，その手工芸の構造としての「道具－材料－工程」の内容は変化し，膨らみ，活用できる範囲は拡大していきます．

　また，「道具－材料－工程」は互いに関連しあっています．それゆえ，この構造の1つを変化させれば，他のものも変化させなければならなくなります．わずかな変化でも全体としては大きな変化になるかもしれません．また，作品を作っていく作製者である患者さんや利用者にとっても，変化はいろいろな影響を及ぼしていきます．

　米国の作業療法の教科書として我が国に紹介されてきた，*Willard and Spackman's occupational therapy* の第5版から第7版（1988）の中でHopkinsらは，クラフト（手工芸）の有用性を述べていますが，使用頻度が減少しているとの記述もあります．そして，この文章は同書の第8版（1993）からは削除されてしまっています．日本でも作業療法，特に身体障害の領域の中で手工芸が使われることは少なくなっています（作業療法白書，1990）．

　しかし，既に述べたとおり手工芸は，その構造として「道具－材料－工程」を持っているゆえに様々に用いることができます．手工芸の構造の視点から作業療法で手工芸を用いる意味，あるいは意義，作業種目として手工芸を選択する基準について考えていきます．

> 参考：作業療法を日本作業療法士協会の定義に著者なりの解釈を加えて表すと，"作業療法とは，障害のある人，あるいは障害のある状態に陥ることが予測される人に対して，主体的な活動の獲得を図るため，作業活動を用いて，その人が抱える問題の解決や改善を図る（治療・援助を行う）技術である" と言えます．ここで用いられる作業活動とは，治療・援助に用いる目的で分析し，その作業活動を障害を持った対象者に適用するものです．作業分析をするときには，人と物と社会に関する様々な知識を基にしますが，まず医学知識を土台にして考える点が特色です．

2. 手工芸の構造の持つ意味

　手工芸の構造である「道具－材料－工程」は互いに関連しあっていると前節で述べましたが，例をあげながら少し詳しく説明します．

　組みひもを組む材料（色糸）は通常は絹糸が使われることが多いのですが，本書では障害のある人が扱いやす

いように綿糸等を使った方法によっています．それゆえ色糸を巻く玉は絹糸の場合より軽い玉を使うことができます．このように道具と材料は互いに関連します．

また，作品を作っていくとき，作業の工程は進んでいきますから，工程ごとに使われる道具や材料は，前の工程に影響されます．ですからもし後の工程で使う道具や材料が，障害の治療・援助の目的に合わせるために特定されるならば，前の工程で使う道具や材料は事前にそれに合わせて準備しておく必要があります．このように手工芸の構造である「道具－材料－工程」が互いに関連し，影響しあっています．

3. 手工芸の構造からみた「作品を作る」ことの意味と目的

ある手工芸において「作品を作る」ことは，その手工芸の構造の中の一部分を使うのではなく，全体をひとまとまりとして使うことです．

手工芸により作品を作ることの良さは，"作製し，その作製物（作品）を見ることができる"ことにあると思います．作っていく過程（プロセス）とともに，作り上げること（結果）の両方が目的となります．物を生産し，作り上げていくことは古くからの人の営みであり，楽しみでもあります．作製している人は，作業に集中し，自身の持つ様々な能力（力量）を発揮して作品を作り上げていきます．その過程で，当然，発揮される様々な能力は高められます．繰り返して作っていくことにより，慣れていきます．動作は早く，効率よくなっていきます．上手になって，習熟していくことになります．

また，作製する人は，作品（生産物）によって自分を表現し，作品は家族や友人など他者とのコミュニケーションをするための手段にもなります．障害のある人が作品を作ることによって家族や友人に認められ，自信を持ち，障害を持って低くなってしまった自己価値も高められます．このように作品を作るということは大変意味があると言えます．

4. 作業種目の選択と，手工芸の構造

治療・援助の手段として手工芸を用いると述べましたが，作業療法士は，どのような考えに基づいて，ある作業活動（作業種目，本書では手工芸の一つである組みひもを取り上げています）を選択し，作業療法を実施する対象者に適用するかを考えてみます．

作業療法士が対象者に作業療法を実施するには，対象者についての情報を収集し，検査・評価を行い，これらの結果に基づいて障害（問題点）と有利な点，不利な点を抽出します．そして，目標を設定します．設定した目標に合わせて，治療・援助の目的を決めます．つまり抽出された障害は通常いくつかありますので，その中のどれが作業療法の治療・援助の目的になるかを検討します．この目的に合った作業種目を選択します（図1-1，図1-2）．

しかし，作業種目の選択にあたっては治療・援助の目的のみを考えて決めることは少ないと言えます．対象者の好みや価値観などを考慮しなければなりません．また，対象者の同意を得る必要もあります（図1-3）．

手工芸を作業種目として選択する場合には，構造の中に含まれている，作業の特徴をしっかりと分析して使用する必要があります．また，手工芸の構造全体の一部分を取り上げて，作品に作り上げずに用いることもできますが，手工芸は既に述べたように作品を作り上げることに大きな意味があります．治療過程の中で作品を作り上げるためにはいろいろなことを考慮しなければなりませんが，一番問題になるのは作品を仕上げるために必要な時間と日数です．さらに手工芸は，「道具－材料－工程」という構造を持つゆえに，様々に活用できるという長所があります．しかし，この長所は，臨床で用いるときに効果判定が難しいという点で活用し難いことがあげられます．

図 1-1　作業療法の領域

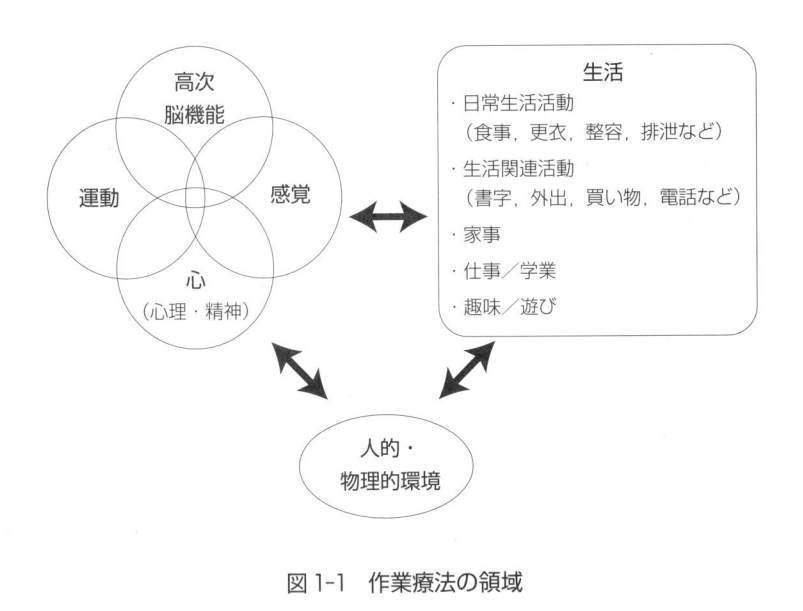

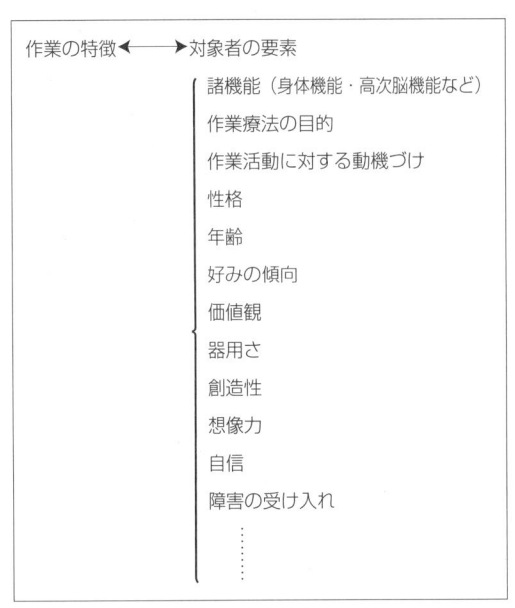

図 1-3　作業種目を選択する際の要素

作業の特徴 ←→ 対象者の要素

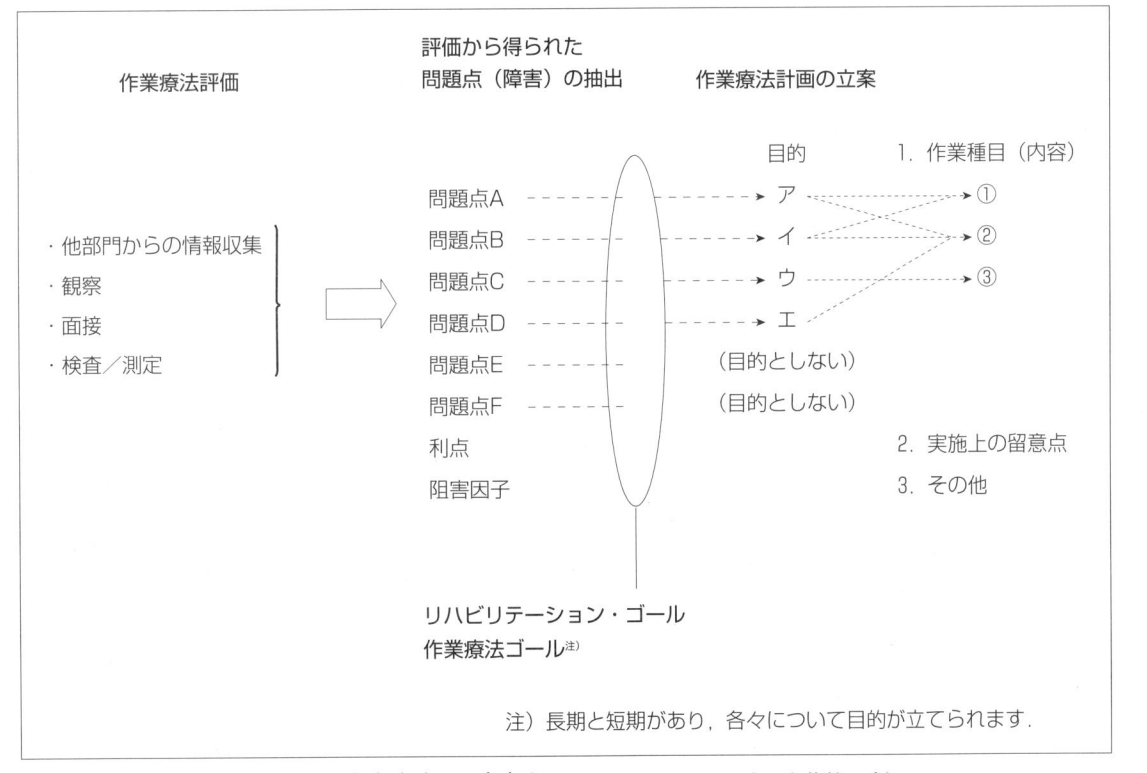

諸機能（身体機能・高次脳機能など）
作業療法の目的
作業活動に対する動機づけ
性格
年齢
好みの傾向
価値観
器用さ
創造性
想像力
自信
障害の受け入れ
⋮

図 1-2　作業療法計画の立案まで（概略です．実際はもっと複雑です）

注）長期と短期があり，各々について目的が立てられます．

第1章　手工芸の構造と作業療法

第 2 章

「組みひも」とは

はじめに障害のある人が組みひもを作っていくイメージをつかんでいただきます．本来の方法と比較しながら，使いやすいように工夫した道具と材料（図2-1），作製方法を，なぜそのようにすると使いやすいのかという理由とともに述べていきます．工夫した理由を知ることは，応用のための考え方を理解し，もっと幅広い応用の方法を見つけていく助けになります．

そして，最後に障害があっても組めるいろいろな組み方を図とともに示します．

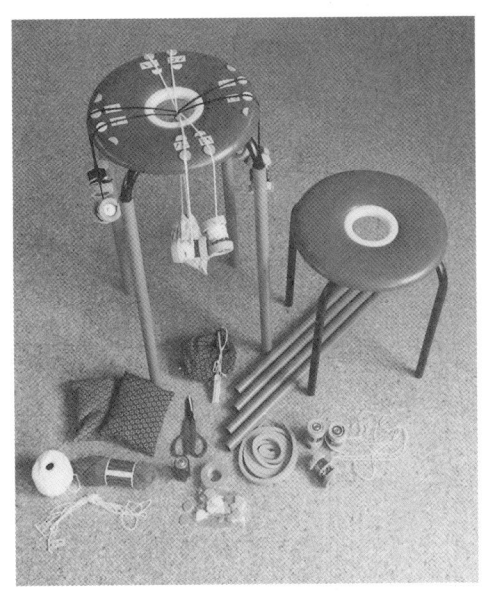

図2-1 材料と道具
組みひも作業に使用する材料と道具です．

1. 道具

1) 台

①上面の形：丸にします．

〈理由〉

中心から台の端までの距離がどの位置でも等しく，手を動かす範囲が一定で，手の動きが滑らかになりやすいからです．

②上面の大きさ：直径32～33 cm．これは市販されている丸椅子の大きさです．ドーナツ型の丸椅子が入手できない場合は木製の丸椅子を工夫して使用するとよいです．中心の穴は直径8 cmです（図2-2～図2-4）．

〈理由〉

A．面が広いことにより，以下の利点があります．

a．色糸と色糸が絡まりにくい．

b．色糸の置いてある状態が見やすく，色糸の取り間違いが少なくなる．

c．色糸を置く位置の目印をつける余裕があり，つけやすい．

d．手の動作が大きくなり，細かい動作がしにくい人でも上手に行える．

また，手を動かす距離が大きいことは，台が小さい場合に比べ能率は落ちるかもしれませんが，丸椅子の大きさは臀部の大きさに準拠されているので，肩幅と同じぐらいで，適度な上肢

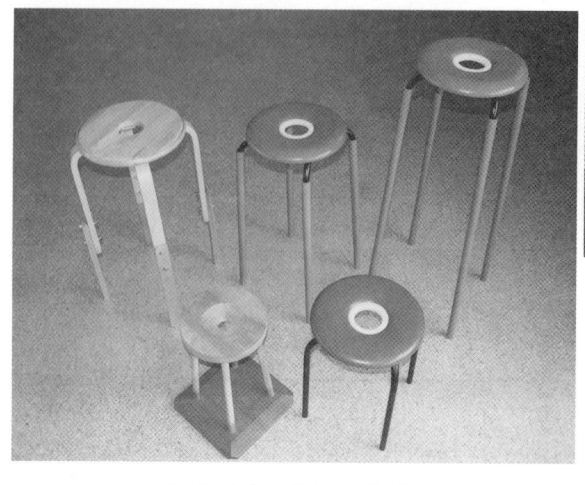

図 2-2-①　台のいろいろ
前列：正式の組みひも用の台（左），ドーナツ型の丸椅子（右）．
後列：椅座位での作業用に補高した木製の丸椅子（左），椅座位での作業用に補高したドーナツ型の丸椅子（中），立位での作業用に補高したドーナツ型の丸椅子（右）．

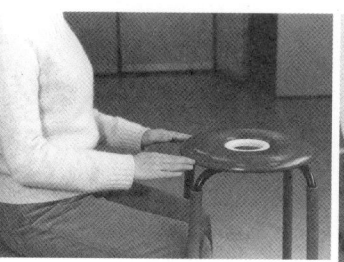

図 2-2-②
椅座位での作業用に補高したドーナツ型の丸椅子．手の位置は，座位で行いやすい高さを示しています．

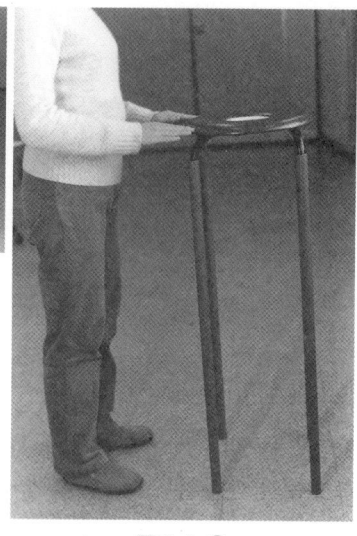

図 2-2-③
立位での作業用に補高したドーナツ型の丸椅子．手の位置は，立位で行いやすい高さを示しています．

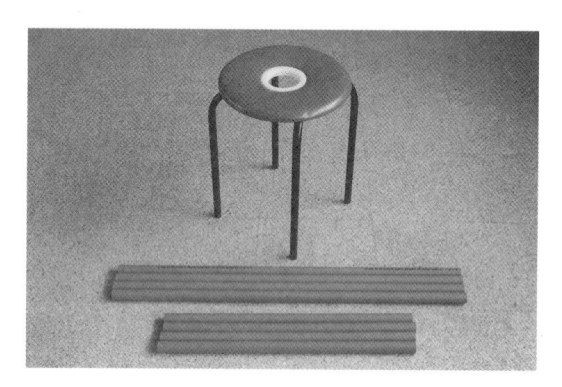

図 2-3　丸椅子と補高用の塩化ビニール製パイプ
丸椅子の上面は，ビニールで覆われて，その下にクッション材が入っているため，色糸を置いたときにずれにくいです．塩化ビニール製パイプは，椅座位用，立位用に4本組で用意します．

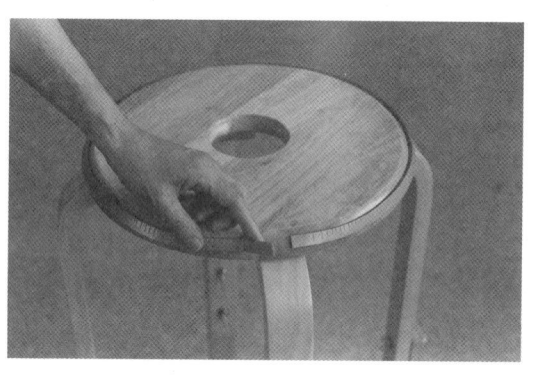

図 2-4　木製の丸椅子を工夫した例：中心に丸い穴をあけてあります．
片手で行う場合，台上の色糸がずれやすいため，台の周囲にテープを巻いてあります．
テープの構造：このテープの上面にはポリエステルが貼られているので色糸を置いたままにしておいても凹みとして残りません（上面に何も貼られていないテープは，色糸を置いたままにしておくと凹んだ跡が残ってしまいます）．

協同医書出版社の好評書

自分自身の作業療法を「ことば」で伝えたい！
作業療法の理論を身につけ、クライエントを理解しよう

毎日の臨床での作業療法実践を説明したいと思ったとき、うまく説明できないと感じることはありませんか？
対象者を理解して臨床を展開する際に用いることができる作業療法の理論のひとつである「人間作業モデル」を紹介するとともに、理論を作業療法に適用することによって、高齢者に対する作業療法でクライエントを理解できるようになることを目指します。
実践の現場で戦略を立て、作業を成功に導くためのヒントになるよう、著者自身の経験を10の「ものがたり」にまとめました。

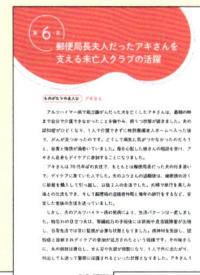

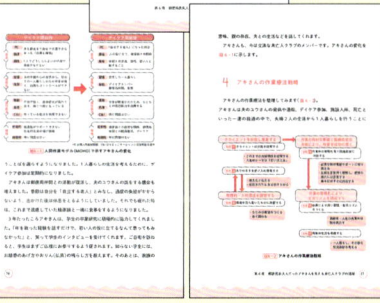

- A5判・128ページ・2色刷
- 定価 **2,640**円
  （本体2,400円＋税10％）
- ISBN 978-4-7639-2149-9

高齢期作業療法の ものがたり
臨床に役立つ **10** の実践

村田 和香●著

詳細はこちら

目次

序章●高齢期作業療法のものがたりから学ぶこと
1. 作業療法を「ものがたり」にして伝えること／2. クライエントの「ものがたり」をつくる作業療法理論／3. 人間作業モデルで「ものがたり」の主人公の背景を理解すること／4. 高齢期に作業参加するための作業療法の戦略／用語解説 ●臨床の知 ●作業療法の理論

第1章●腕の良いお針子の復活 チトセさんのものがたり
1. 作業療法開始：チトセさんと作業療法士の出会い／2. 作業療法プロセス：情報収集／3. 作業療法の戦略：まず、環境である周囲の見方を変えるために／4. 作業療法の結果：お針子チトセさんの復活／5. チトセさんの作業療法リーズニング／6. まとめ／用語解説 ●クライエント中心（作業を焦点とする）

第2章●大工の棟梁だったセイさんは、とにかく奥さんのことが大好き
1. 作業療法の開始：認知症の症状が出現／2. 作業療法プロセス：情報収集しながら作業を試みる／3. セイさんの大切なもの：奥さんのシズさんと大工道具／4. セイさんの感覚剥奪／5. セイさんの作業療法リーズニング／用語解説 ●感覚統合的アプローチ ●感覚剥奪

第3章●見えなくても「起きて働く果報者」のカネさん
1. カネさんの作業療法：視覚障害を考える／2. カネさんにとっての作業／3. カネさんのための作業療法リーズニング／用語解説 ●視覚障害の作業療法

第4章●師匠キヨさんが看護婦長のミウラさんとタッグを組んだ
1. キヨさんの作業療法／2. ミウラさんの作業療法／3. キヨさんとミウラさんの作業療法の展開：2人で若い作業療法士を育てる／4. キヨさんとミウラさんの作業療法戦略／用語解説 ●治療者−患者の関係

第5章●遺影を準備しておきたいトキさん
1. トキさんのデイケア／2. インフォーマルグループ「未亡人クラブ」／3. トキさんの作業療法戦略／用語解説 ●ピアサポート

第6章●郵便局長夫人だったアキさんを支える未亡人クラブの活躍
1. アキさんのデイケア／2. インフォーマルグループ「未亡人クラブ」／3. アキさんの変化／4. アキさんの作業療法戦略

第7章●シゲさんのお酒が嫌いになる作業療法
1. シゲさんの作業療法のはじまり／2. シゲさんの作業療法戦略／用語解説 ●（高齢者の）アルコール依存症 ●生活習慣病のリハビリテーション（作業療法）

第8章●ピンク好きのハナコさん
1. ハナコさんの作業療法はとにかく探ることからはじまった／2. ハナコさんの作業療法戦略／用語解説 ●常同行動

第9章●セイイチさん・サチコさん夫婦と子どもたちの話
1. サチコさんが脳出血になった時／2. セイイチさんが積極的に作業療法士に関わろうと考えた時／3. 家族の覚悟と学び／4. 夫婦の最後の旅行／5. セイイチさんとサチコさんの作業療法戦略／用語解説 ●システム

第10章●人生100年時代 マサキさんのはなし〈多様な高齢期：人生100年時代、ライフ・シフト〉 1. マサキさんの状態を人間作業モデルで説明する／意志／習慣化：習慣と役割／遂行能力／作業適応：作業同一性と作業有能性／用語解説 ●団塊の世代 ●人生100年時代とライフ・シフト

協同医書出版社
〒113-0033 東京都文京区本郷3-21-10
Tel. 03-3818-2361／Fax. 03-3818-2368
kyodo-isho.co.jp

最新情報はこちらから　twitter／facebook／Instagram／ホームページ

協同医書出版社のMOHOの本

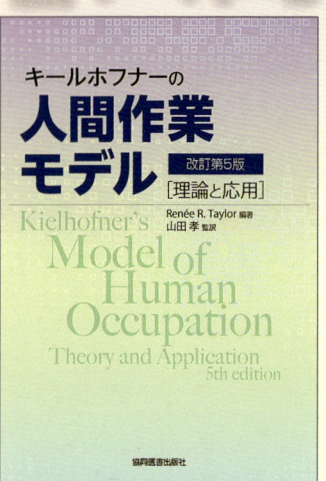

基本図書

キールホフナーの人間作業モデル 改訂第5版
[理論と応用]

Renée R. Taylor ● 編著
山田 孝 ● 監訳

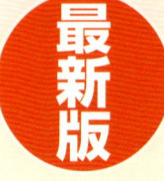

最新版

作業療法士の
「クライアントを知りたい」
気持ちに応える！

Gary Kielhofnerによって開発された「人間作業モデル(MOHO)」を理解するために必要な「意志」「習慣化」「遂行能力」「環境」の4つの要素をはじめとした理論的背景，リーズニング，介入過程，評価法，事例，プログラム開発，エビデンスといったすべてを網羅しています．臨床で大いに活用できる作業療法士必携基本図書の最新版．

● B5判・624ページ・2色刷
定価9,350円(本体8,500円+税10%)　ISBN 978-4-7639-2144-4

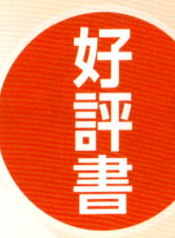

立ち読みPDF

事例でわかる人間作業モデル

好評書

山田 孝 ● 編著

人間作業モデルを知りたい，分かりたい人のために──

歴史，理論，評価法の解説を踏まえたうえで，さまざまな臨床場面において人間作業モデルを適用した16の事例を紹介．臨床の進め方がリアルにわかります．

これから人間作業モデル〈MOHO〉を学習したい方，あるいは人間作業モデルの理論を身につけたうえでさらに臨床の進め方を知りたいという方にとって，非常に価値ある一冊です．

● B5判・240ページ・2色刷
定価4,070円(本体3,700円+税10%)　ISBN 978-4-7639-2140-6

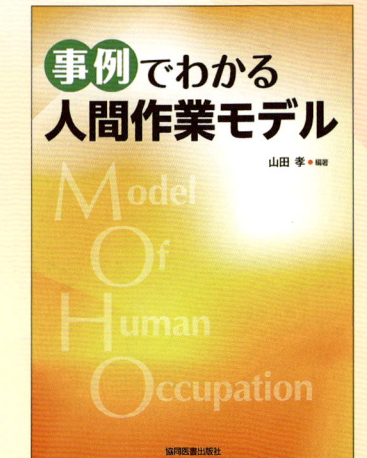

立ち読みPDF

協同医書出版社
〒113-0033 東京都文京区本郷3-21-10
Tel. 03-3818-2361　Fax. 03-3818-2368
kyodo-isho.co.jp

最新情報はこちらから

twitter / facebook / Instagram / ホームページ

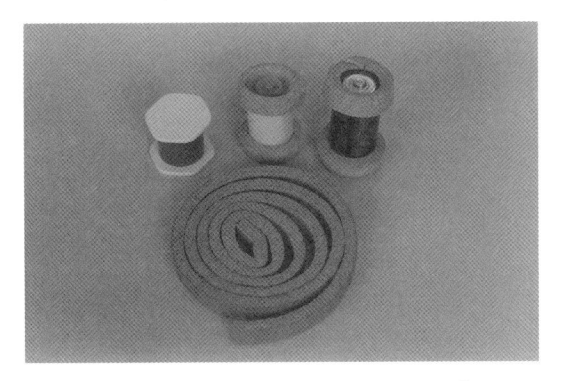

図2-5 いろいろな玉とソフトテープ
後列：塩化ビニール製パイプを利用した手製の玉（左），写真フィルムのケースを利用した玉（中），乾電池を利用した玉（右）．左のパイプと中央のフィルムのケースは中に詰め物を入れ約100gになるようにします．

　　の運動となります．
　B．中心の穴は，この大きさが組んでいる状態（組み目や組み上がった紐の目など）を確認しやすいです．また，片手で行う場合には，組み目が穴の中心から大きく動くことが多いため，組み目が台に掛からずに穴の中に留まっているという利点もあります．
③高さ：椅子に座って作製することを考えた高さです．一人一人の体格が違いますので個人個人に合わせて決めます．作製者の身体に合った椅子に座って，台の上に手を上腕を腋につけた状態で置いたときに，肘が90°に曲げたようになる台の高さが適当です（67±4cm）（図2-2-②，③）．

　台の高さを調整するための塩化ビニール製のパイプを丸椅子の脚にはめて使うと容易です．パイプは一定の長さに切断したものを数種類用意しておくと便利です．

2）玉（色糸を巻いておくもの）

単1の乾電池（約100〜135g）の両端に厚さ8mm，幅12mmのソフトテープを巻きつけたものを使います（図2-5，図2-6）．なお，作製者の必要によっては市販品の玉も使用します（図2-7）

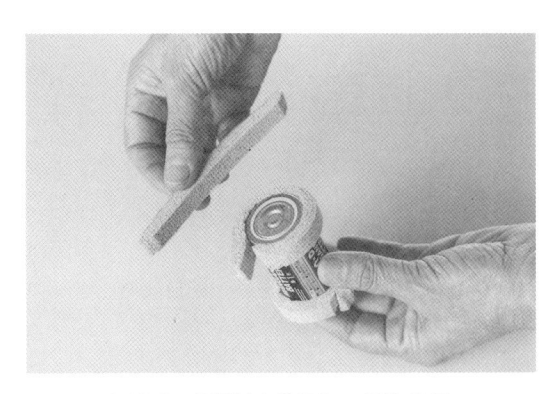

図2-6 乾電池を使用して玉を作る
両端に巻くソフトテープは，乾電池の周経＋重ね分（10〜15mm）になるように切ります．テープは両端を斜めにカットして，貼り合わせます．貼り合わせた部分は，はがれやすいので，その場合は接着剤で再度貼り合わせます（接着剤が乾くまでセロテープ等で固定しておくときれいに接着できます）．

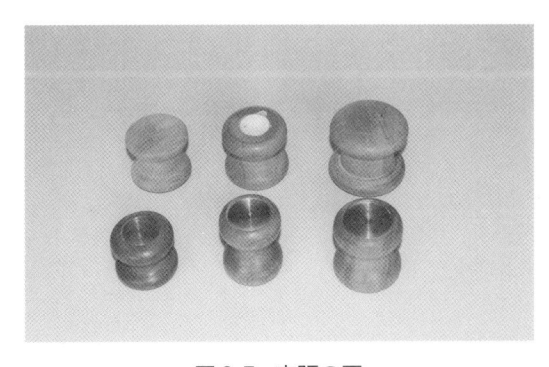

図2-7 市販の玉
木製で中心に鉛を入れて重くしています．組み方の玉数により，大きさが異なっています．図の1番大きな玉で高さは単1の乾電池の約2/3，中心の太さは単1の乾電池にほぼ同じです．重さは240〜100gまでいろいろあります．

〈理由〉
　A．重さとしては100g程度が，重すぎず玉を操作しやすいという利点があります．
　B．つかみやすい大きさで，端にクッション性のソフトテープがついていることによっても滑りにくくつかみやすいです．そのため色糸を巻きつけるのも楽です．
＊ソフトテープは裏に接着剤がついている「すき間テープ」を使用するとよいです．

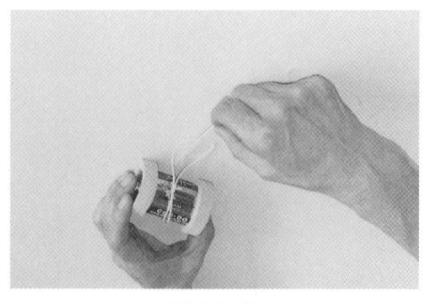

| 図2-8-① | 図2-8-② | 図2-8-③ |

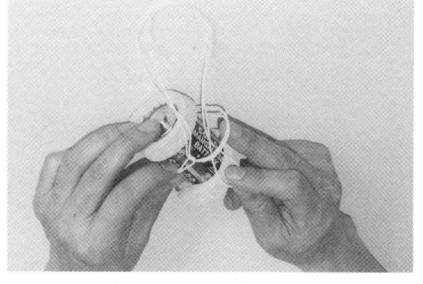

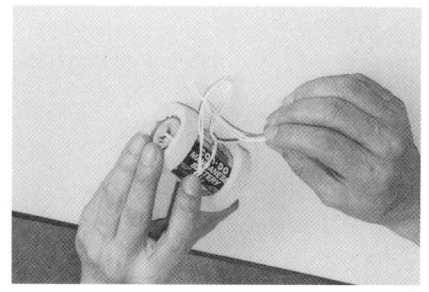

図2-8-①～③　玉糸を玉につける

玉に留めた玉糸が動くと色糸を巻きつけにくいので，玉に巻き付けた玉糸を強く締めて留める方法です．
玉糸用に切った紐の両端を結び，輪になった紐（玉糸）を作ります．玉糸を玉に巻き，端の輪の中にもう一方の端を通します．なお，玉糸の結び目は，玉に巻きつける位置に持ってきます（①）．このようにすると，色糸を玉糸につけるときに引っ掛かりません．
玉に留まった玉糸の下に，紐先を通し（②），①で通した紐の輪に掛かっている部分を持ってきつく締め，締めた糸が緩まないように指先で固定しながら，②で作った輪の中に糸端を入れて（③），きつく締めます．これで玉糸が玉にしっかりと留まりますが，使っていると締めた部分が緩んできますので，接着剤で玉に固定しておきます．

＊　乾電池は長く使用していると上面と下面が錆びてきますので，耐久性の点で問題があります．同じような形のものを写真フィルムのケースを用いて作ったりする工夫も考えてみました．

また，玉糸（色糸を玉に取りつけるための糸）を玉に動かないよう接着剤で固定してつけます（図2-8）．玉糸の長さは，約90 cm（玉の周経×2＋台の半径＋5～10 cmを2倍した長さ）にします（17頁，図2-29参照）．

（注）玉糸の長さ：玉の周経×2にするのは，玉糸を玉につけた1周と，その後に玉に色糸を巻いて留めた1周が，色糸を組んでほどいていったときに最後に残るからです．はずすこともできますが難しいのでこのような長さにしました．

3）吊り重り

色糸を束ねた先や組んでいる紐へ取りつける重りです．
玉の総重量の約8分の3になるような重さの物（例：乾電池は個数を調整すればよいので便利です）を布袋に入れて使います．
袋の口を閉じる紐の先に洗濯バサミをつけて挟んで留めて，吊るします．あるいは乾電池をずれないように接着テープで留めて"結束バンド"で束ね，束ねたバンドに紐をつけ，その先に洗濯バサミをつけます（図2-9，図2-10）．

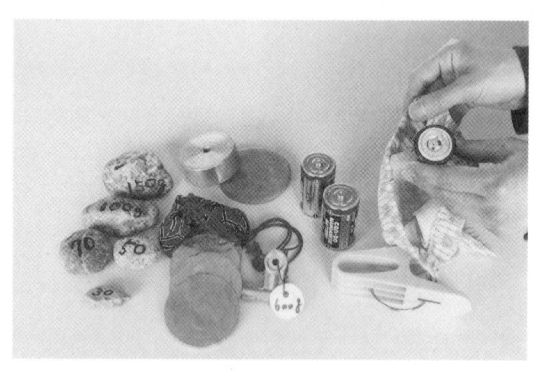

図2-9　吊り重りのいろいろ

洗濯バサミ（あるいはクリップなど）をつけた布袋に入れる重りはいろいろの物が使えます．図のように石に重さを書いて使うこともできます．

〈理由〉

色糸を束ねた先や組んでいる紐に留めるために，吊り重りの重量に耐える挟む力がある洗濯バサミを使用するのは留めるのが簡便だからです．大きめの洗濯バサミを使用すると扱いが楽にできます．
また，乾電池を結束バンドで束ねる方法は，見てすぐに重量が分かり，重量を間違えにくくします．

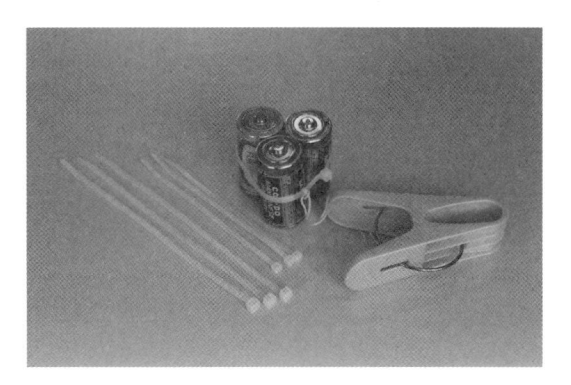

図2-10　乾電池を結束バンドで束ねて吊り重りとして使う

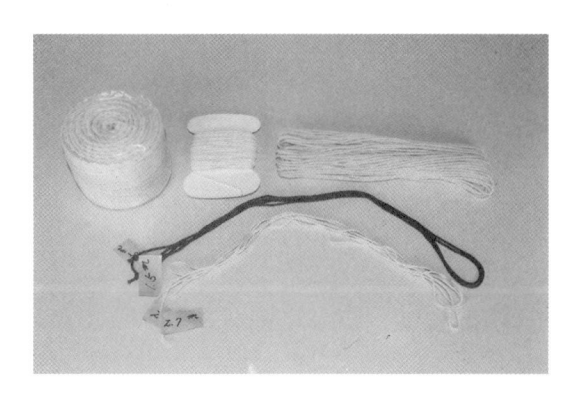

図2-11　採寸用の糸

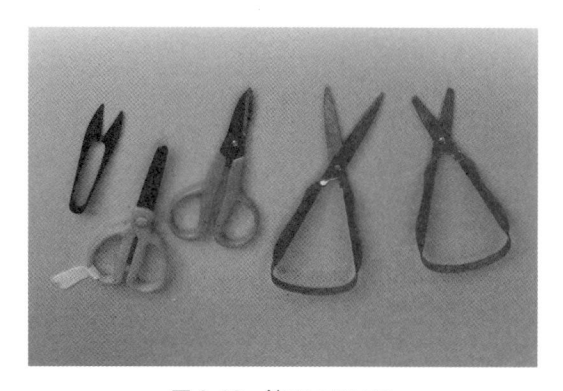

図2-12　鋏のいろいろ
左から，和鋏，工作用の鋏，万能バサミ，握りやすい鋏（弱い力で切ることができる）大・小．

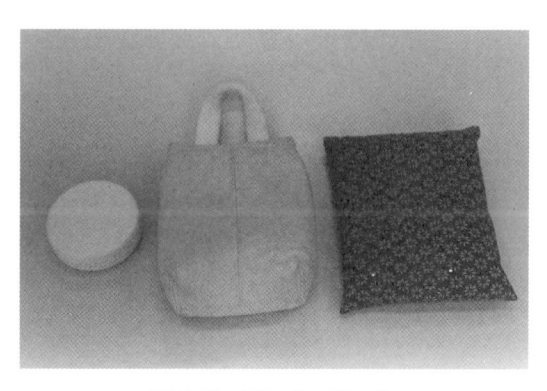

図2-13　重しのいろいろ
左から，製図用の文鎮，砂袋，手製の重し（中に砂などを入れる）

4）採寸用の糸

色糸をこの糸に合わせて切るためのものです．色糸の長さに応じて数種類用意しておきます（図2-11）．

採寸用の糸は，伸びにくく，色糸と違った種類の糸が色糸と間違えにくく適しています（例えば，タコ糸，マクラメ用の糸）．また，太さはあまり太くなく，色糸と同じぐらいの太さが片手で重しを使って切るときに適しています（12頁，図2-18参照）．

> （注）採寸用の糸の両端に，端と分かるような印（端を結んでおく，テープを巻いておく，など）をつけておくとよいです．この工夫によって，間違えて使う色糸と一緒に切ってしまわないように，あるいは間違えて切ってしまった場合に分かるようになります．
> また，糸の先に長さを書いたテープをつけて識別しやすいようにしておくと採寸用の糸の長さが分かりやすいです．

5）鋏

細い糸を切るので，切れやすく，刃の間のゆるみがない鋏を使うことが大切です．

万能バサミが一般的には使いやすいようです．手の力の弱い人のための鋏や，和鋏（刃先に注意が要ります）も作製者によっては適しています（図2-12）．

6）重し

文鎮や，砂袋（サンドバッグ）など，片手で色糸の長さを測ったり，押さえたりするのに使います（図2-13）．

押さえながら色糸を動かしていくような場合は，砂袋のような柔らかい重しが適しています．また，柔らかい重しは足の上に落としたとしても安全です．

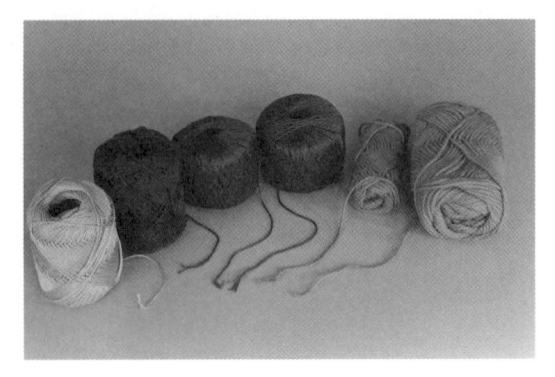

図2-14 色糸用のいろいろな糸
いろいろな太さや材質の糸が販売されています．

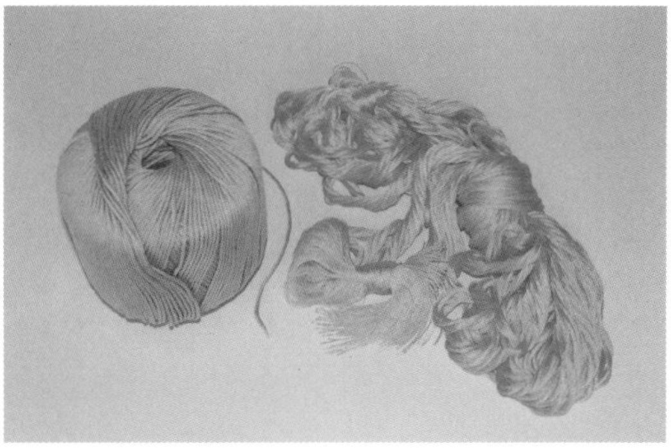

図2-15 綿糸（左）と絹糸（右）
糸の太さが極端に違います．

2．材料

1）色糸

　伸びにくい糸が適当です．取り扱いが簡単な編み物用などとして一般に使われている綿糸や化繊糸，毛糸を使用します．夏糸として販売されている綿の糸も使いやすいです（図2-14）．

　伸びやすい毛糸などを使用する場合は，伸びにくい糸と合わせて使います．

　あまり太くない糸を選び，組む本数（玉数）に応じて，何本か合わせて一緒にして使います．

　経済的に余裕があれば，色とつやの良い綿糸を用いると，扱いやすく，仕上がりがきれいにできます．

　なお，正式には専用の絹糸を用います．これは光沢があり，きれいですが，大変細い糸を合わせて使うために，糸の乱れや不揃いにならないように揃えながら使用するので，障害がある人には扱うのが大変難しいです（図2-15）．

2）視覚・触覚的手掛かりに使用する材料

　組むときに，視覚・触覚的手掛かりとして台の上の色糸を置く位置に貼って使います（図2-16．また74頁，図4-1参照）．

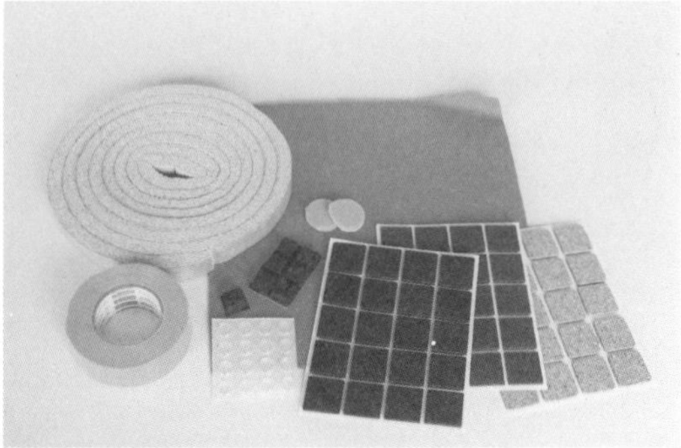

図2-16 視覚・触覚的手掛かりに使用する材料

3．作業工程

　作品を作っていく流れを，図2-17に作製の工程として示します．この中で「組む」工程では繰り返し作業が多く，費やす時間が長くなります．

1）準備

（1）組み方の選択

　どの組み方にするかを決めます．見本や手引き書を見ながら決めていきます．組む本数（玉数）が同じでも組み方によっては作業の難易度が大きく違ってしまうことがあります．作業療法士は作製者の能力に応じた組み方を選べるよう，作製の目的に応じた助言をしながら作製者に決めてもらいます．

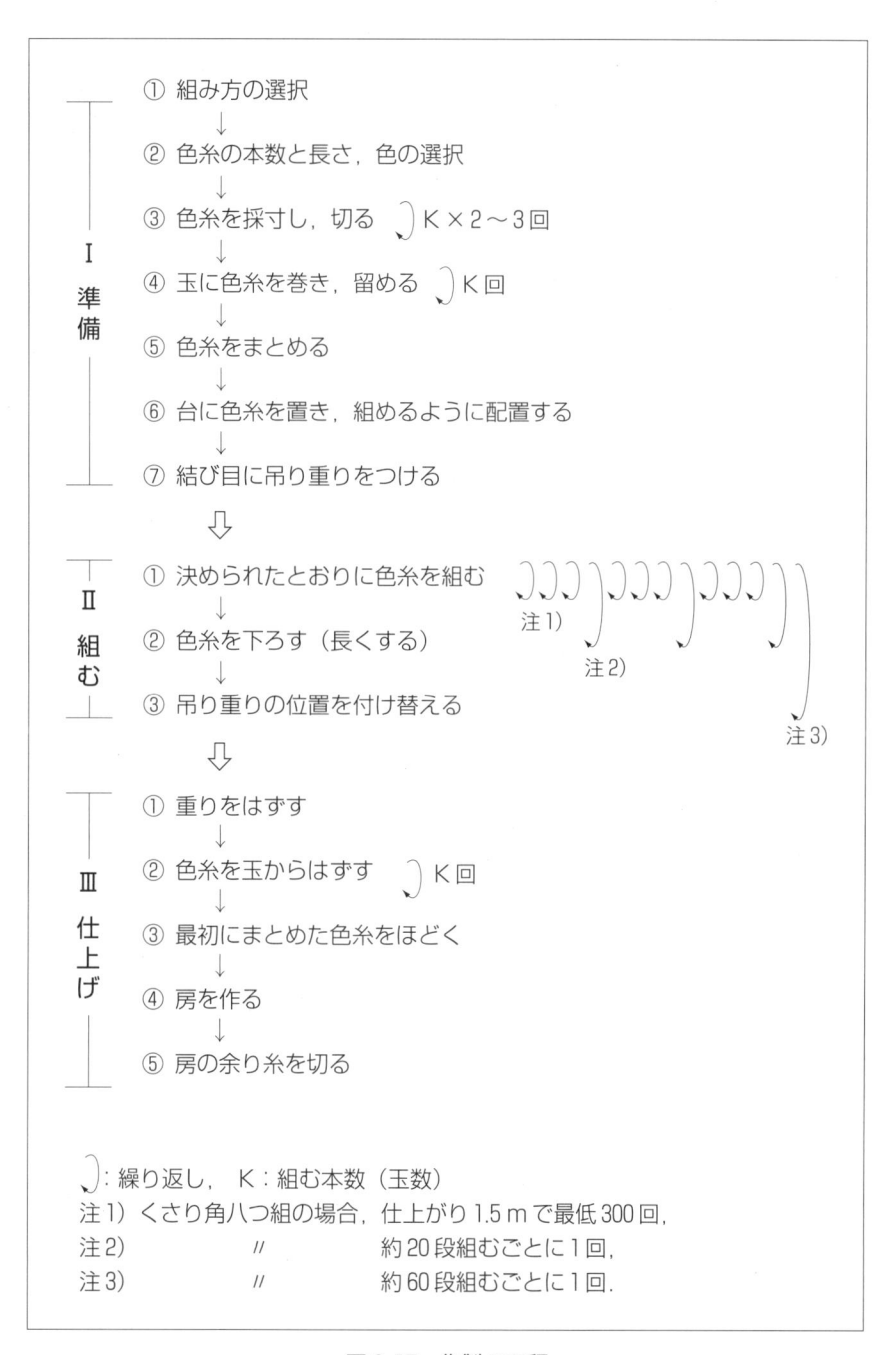

```
┌─ ① 組み方の選択
│       ↓
│   ② 色糸の本数と長さ，色の選択
│       ↓
│   ③ 色糸を採寸し，切る  ↶ K×2〜3回
│       ↓
Ⅰ  ④ 玉に色糸を巻き，留める  ↶ K回
準備    ↓
│   ⑤ 色糸をまとめる
│       ↓
│   ⑥ 台に色糸を置き，組めるように配置する
│       ↓
└─ ⑦ 結び目に吊り重りをつける
        ⇩
┌─ ① 決められたとおりに色糸を組む
Ⅱ      ↓
組む ② 色糸を下ろす（長くする）            注1)
│       ↓                                 注2)
└─ ③ 吊り重りの位置を付け替える           注3)
        ⇩
┌─ ① 重りをはずす
│       ↓
Ⅲ  ② 色糸を玉からはずす  ↶ K回
仕    ↓
上  ③ 最初にまとめた色糸をほどく
げ    ↓
│   ④ 房を作る
│       ↓
└─ ⑤ 房の余り糸を切る


↶：繰り返し，K：組む本数（玉数）
注1) くさり角八つ組の場合，仕上がり1.5 m で最低300回，
注2)        〃          約20段組むごとに1回，
注3)        〃          約60段組むごとに1回．
```

図2-17　作製の工程

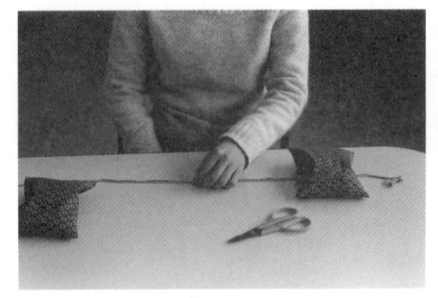

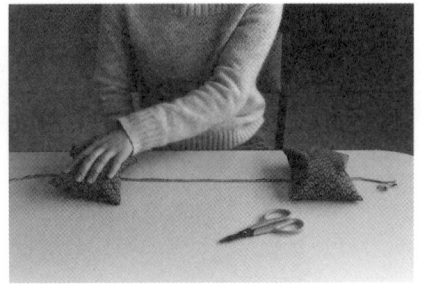

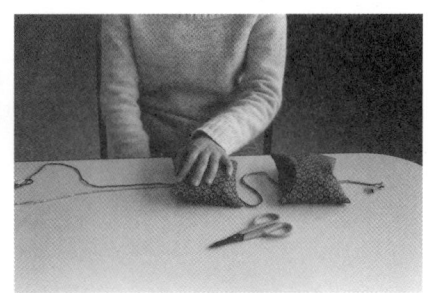

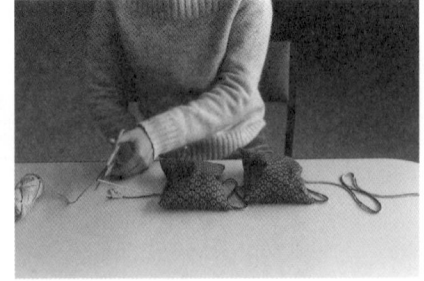

図 2-18-①　　　　　　　　　　図 2-18-②　　　　　　　　　　図 2-18-③

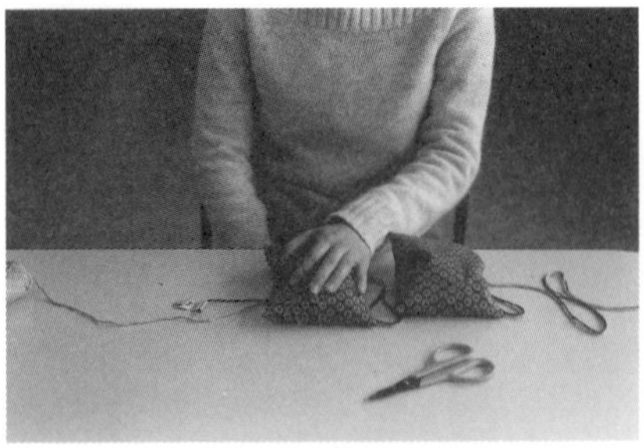

図 2-18-④　　　　　　　　　　図 2-18-⑤ 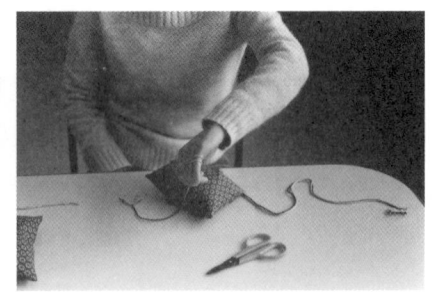　　　　　　　　　　図 2-18-⑥

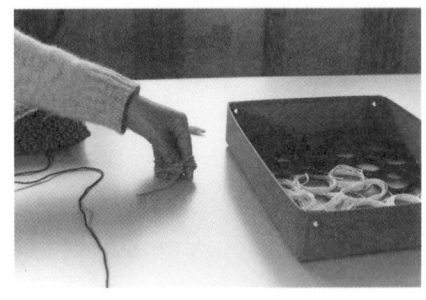

図 2-18-⑦

図 2-18-①〜⑦　片手で色糸を切る方法と，切った色糸を丸めておく方法

採寸用の糸と色糸に使用する糸の先を合わせて置き，重しをのせて動かないようにします．そして，2本の糸をさらに合わせていきます（①）．合わせた先に別の重しをのせて糸が動かないようにします（②）．②でのせた重しを他の重しの方へ動かしていきます（③）．さらに，採寸用の糸と色糸を合わせていき，その先に始めの重し（糸を動かないようにする必要がなくなった重し）をのせ，……，というように2個の重しを繰り返して置き換えながら使用して糸を採寸し（④），色糸が採寸用の糸と同じ長さに測れたら切ります（⑤）．そして，切った糸を端から丸めていき（⑥），丸め終わったら箱に並べておきます（⑦）．

（2）色糸の本数と長さ，色の選択

①出来上がりの紐の太さは，多くの場合は絹糸で用いられている太さ，あるいはこれより少し細い太さが美しいと思います．そのために絹糸で用いられている紐の太さを知っておくことが必要です．

出来上がりが丸紐の場合，直径は 8〜9 mm になります．使用する糸を何本か合わせてねじってみて，太さが同じになる本数を出しておきます．

②組み方によって，色糸の長さ，組む本数（玉数）が決められています．これに応じて，①で出した全体の色糸の本数を組む本数（玉数）で割り，1つの玉に使用する色糸の本数を決めます（組み方によっては，玉により太さが違うものがあります．例に準じて決めて下さい（例：平土筆組　8分の1を4本，24分の1を8本）．長さは絹糸で用いられている長さと同じです．この糸の長さを用いると，房を除いて 150 cm ぐらいの長さの紐が出来上がります．

(注) 多くの組み方での色糸の長さは，出来上がりの長さの2倍よりやや短い長さが必要です．耳になる糸はこれより長く要ります．

③色の組み合わせをどのようにするかを，糸を呈示しながら決めてもらいます．

色糸の配色は仕上がりや，作業の難易度に大きく影響します．取りやすくて間違えにくい色の組み合わせがあ

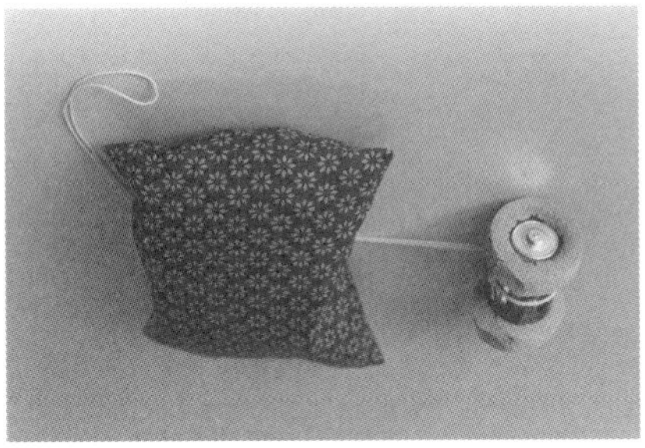

図 2-19-①	図 2-19-②	図 2-19-③
図 2-19-④	図 2-19-⑤	図 2-19-⑥

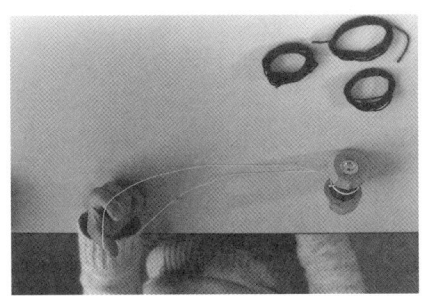

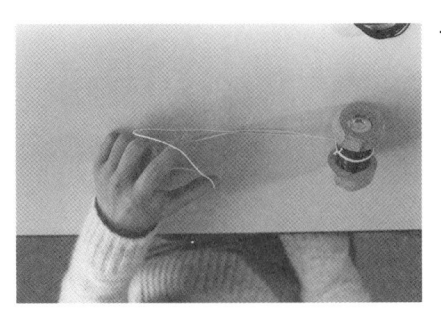

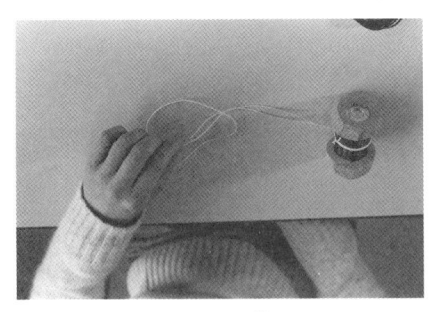

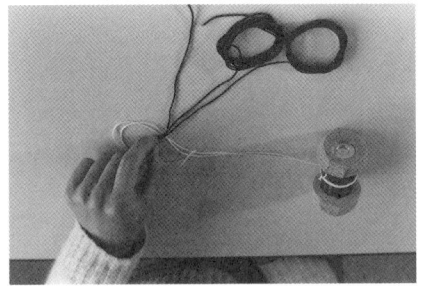

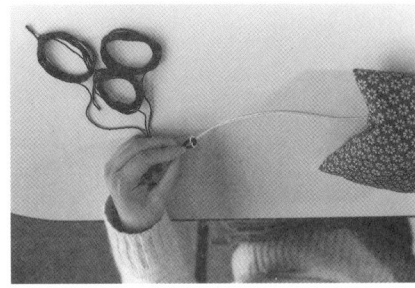

図 2-19-①〜⑥　玉糸に色糸を留める

玉が動いて不安定に感じる作製者には，①のように玉糸の上に重しをのせて動きにくくして行うとやりやすいです．玉糸の輪の中に指先を下から入れ（②），手を玉糸の上に内側に返し（回内して，③），下の玉糸をつまみ（④），輪を作って，その中に色糸の先を揃えて入れ（⑤），色糸の先を折って持ち，玉糸の輪を小さくしていき留めます（⑥）．

りますし，その反対の組み合わせもあります．間違いの見つけやすい（間違いが目立つ）組み合わせもありますし，その反対の組み合わせもあります．

また，作製者の好みがあります．作製者の主体性を尊重するとともに，作製者の能力に十分配慮しながら，仕上がりよく，きれいに出来上がるように，適切な助言をしながら決めてもらいます（76頁，「2）配色による段階づけ」参照）．

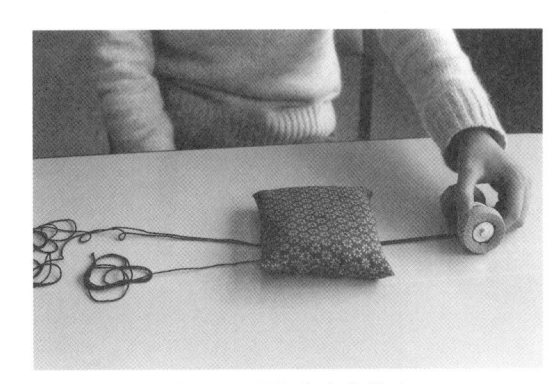

（3）色糸を採寸し，切る

採寸用の糸に合わせて色糸を必要な本数だけ切ります．切った色糸が互いに絡んでしまわないように，丸めておくなどしておきます（図 2-18）．

（4）玉に色糸を巻き，留める

1つの玉に必要な本数の色糸を取り，先を揃えてまと

図 2-20　玉に色糸を巻く

めます．これを玉糸に留めます．そして，ピンと色糸を張りながら玉に巻いていきます．巻き終わったら玉に留めます（図 2-19〜図 2-21）．

（5）色糸をまとめる

玉に留めてある色糸を揃え，まとめて結びます（図 2-22）．

第 2 章　「組みひも」とは　13

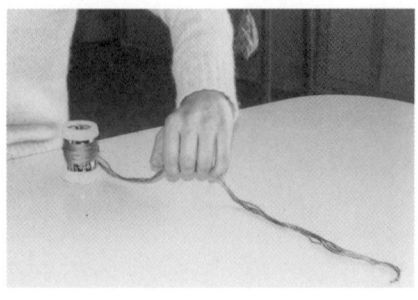

図 2-21-① 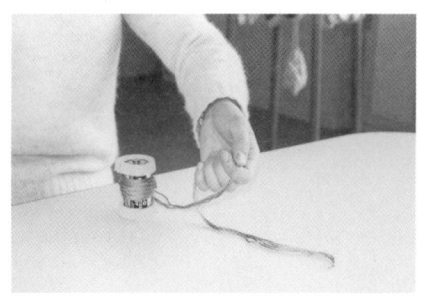　　　　　　　　　　図 2-21-② 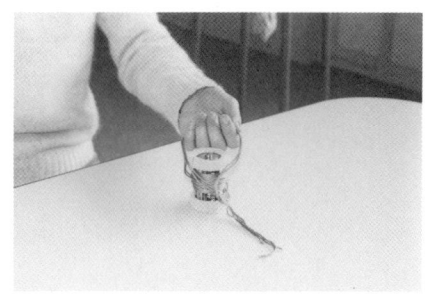　　　　　　　　　　図 2-21-③

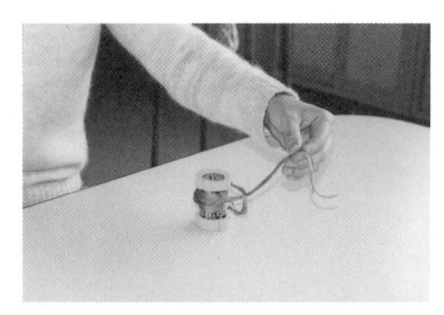

図 2-21-④ 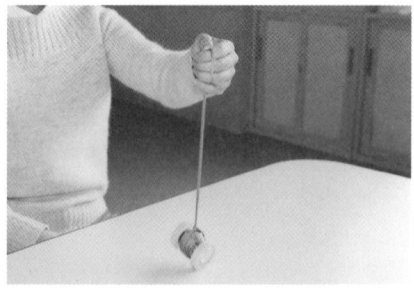　　　　　　　　　　図 2-21-⑤

図 2-21-①〜⑤　玉に色糸を留める

色糸を上からつかみ（①，玉から出ている色糸の方向に要注意），手を返し（回外して，②），そのまま玉にかぶせ（③），糸端を引き（④），そのまま吊り下げ色糸がゆるみなく玉に留まるようにします（⑤）．

!注!　玉に留めた端から伸びている色糸の長さは，全体をまとめて（図 2-22-①〜④），台に置く動作をする（図 2-23-①）ための長さが必要です．短くなってしまったら図 2-25 を参考にして伸ばします．少しずつ伸ばして，長くしすぎないように注意をして下さい．短くするのは大変です．

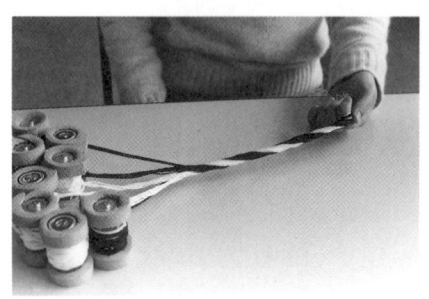

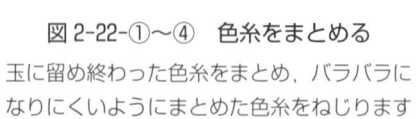

図 2-22-① 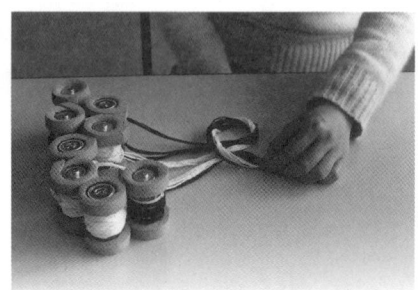　　　　　　　　　　図 2-22-②

図 2-22-①〜④　色糸をまとめる

玉に留め終わった色糸をまとめ，バラバラになりにくいようにまとめた色糸をねじります（①）．色糸の先を輪に作り（②），下から色糸を通して結びます（③）．結び目を固く締めるために吊るして引きます（④）．

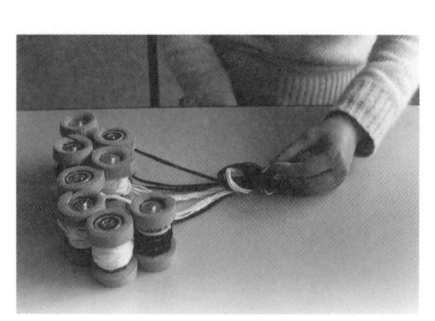

図 2-22-③

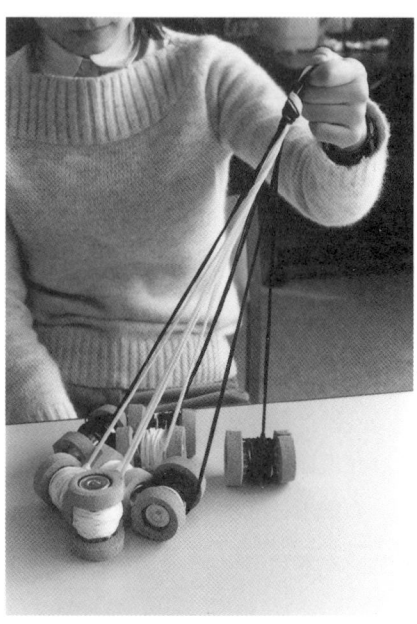

図 2-22-④

14　組みひも・作業療法への適用法

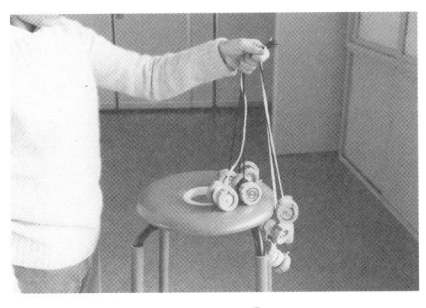

図 2-23-① 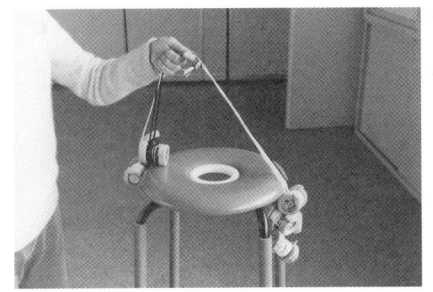 図 2-23-② 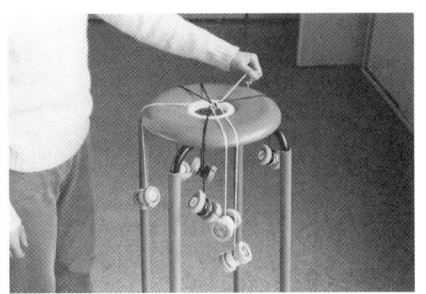 図 2-23-③

図 2-23-①～③　台にまとめた色糸を置き，決められている位置に色糸を置く

結び目の下で全体の本数（玉数）を約半分に分けて持ち，一方を台の前方の端にかけます（①）．そして，もう一方を手前の端にかけて，台の上に置きます（②）．組み方によって決められている位置に色糸を置いていきます（③）．

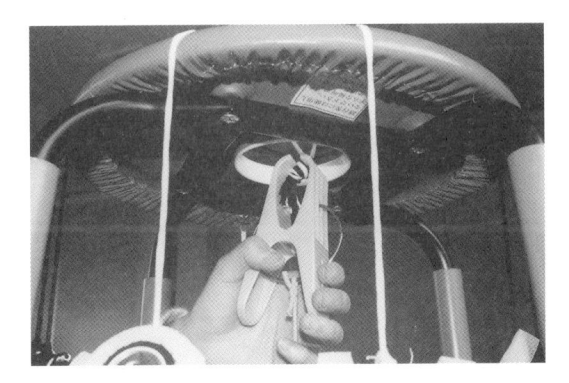

図 2-24　結び目に吊り重りをつける

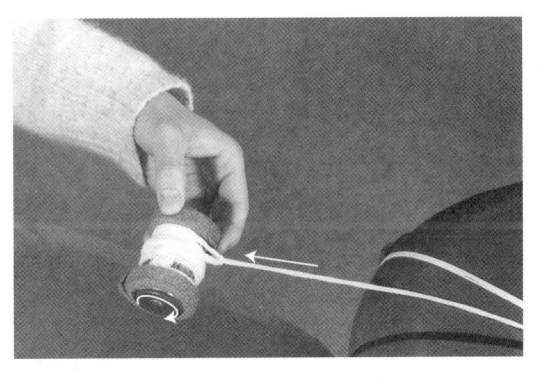

図 2-25　玉に巻いて留めてある色糸のほどき方
糸を台から遠くなる方向に引きながら，玉を矢印の方向へ回します．

（6）台にまとめた色糸を置き，組めるように色糸を置く

まとめた色糸を台の上に置き，組み方によって決められている位置に色糸を動かして置きます（図 2-23）．色糸を動かすときには，全部の色糸が一緒に台から落ちないように注意をして，色糸全体のバランスを取りながら動かします．

（7）結び目に吊り重りをつけ，台の端から下がっている色糸の長さを揃える

中心の結び目を台の穴から下に押して出し，台の下から吊り重りにつけた洗濯バサミで挟んで吊るします（図 2-24）．あるいは吊り重りは袋に重りを入れたものを使用し，袋に入れる重りを小さなものにすれば，台の上で結び目に留めて，吊り重りを台の穴から下に落とすようにして吊るすこともできます．

次に台の端から下がっている色糸の長さが同じになるようにほどいて揃えます（図 2-25～図 2-27）．長さが揃っていないと隣り合った玉と色糸が巻きつき，色糸を取るのが大変になります．

2）組み方

(1) 色糸を組む

選択した組み方によって，色糸を組んでいきます．

台の端の位置で，台に掛かった色糸の裏側（下側）に示指～小指を差し入れて，色糸を手の上に置いて吊るすようにして持ち上げ，決められた方向へ移します（図 2-28）．

色糸が中心からずれてしまったのを直すときには，台の上を滑らすように，あるいは同じ面にある2つ以上の

第 2 章「組みひも」とは　15

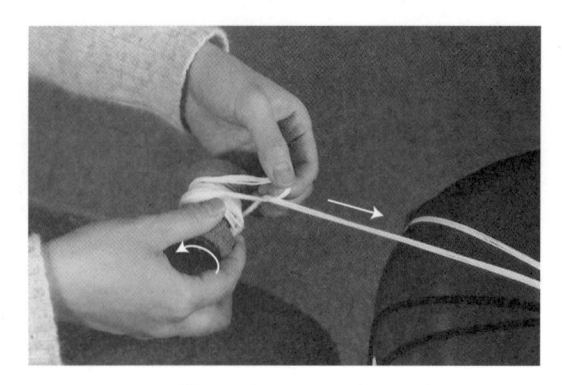

図 2-26 玉に巻いて留めてある色糸の巻き戻し方
留めてある輪を台の方向に引きながら，玉を矢印の方向へ回します．中心からのびている色糸を緩めて行います．

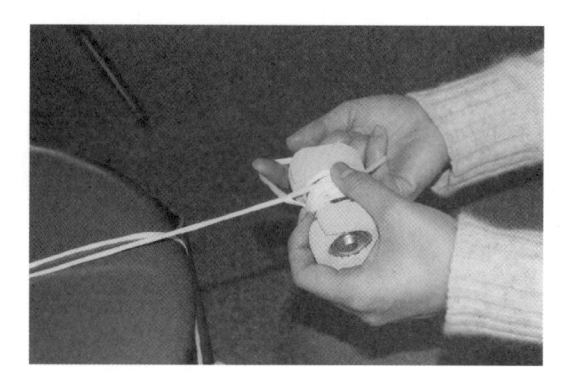

図 2-27 玉に巻いて留めてあった色糸をほどいた後で，玉に再び留める方法
玉に巻いてある糸の方向に注意して下さい．

!注! この戻し方は片手では難しいです．片手での動作に慣れてくれば指を分けて使えばできます．通常，片手の場合は，机に台をぴったりと寄せて，玉を机の上に置き，留めてある色糸をほどいてから，図 2-21-①〜⑤を参考に留めて下さい．

図 2-28-①〜② 色糸を組む
手前から前方へ色糸を移す（①）．
前方から左側へ色糸を移す（②）．

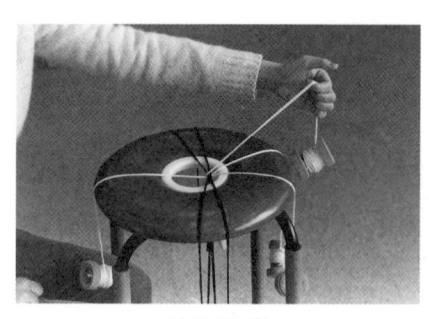

図 2-28-① 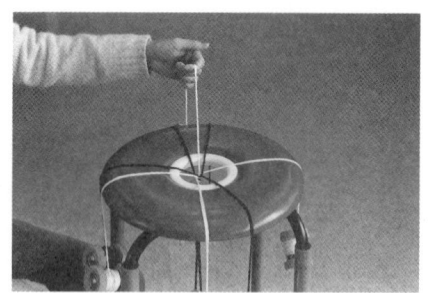   図 2-28-②

色糸を持って，色糸を引いて直します．

（注）色糸を吊るすようにして持って動かすのは，玉と中心の重りで色糸を引く力のバランスをとるためです．色糸をつかんで持つと色糸を引いてしまうことになり，強く引いて紐の目が乱れてしまうので，色糸をつかんで持つことはしません．

①組み方の工夫——片手でも組めるように

教本に書かれている組む手順は，両手を同等に使いながら組んでいくようになっています．しかし，障害のある人は片手のみしか使えなかったり，両手を同等に使うことが難しかったりします．

そこで，片手で組みやすい順序を工夫します（22〜37頁参照）．この工程であれば両手を協応して使用するのが困難な人は，左右の手を片手ずつ交互に使ったり，使いにくい方の手を一部分のみ使うなどの方法によって，両手の使用に慣れていくことができます．

②教示

順序どおり実際に組んで見せた後，順序にしたがって台の上の色糸の取る場所や置き場所を指し示しながら説明して組んでいってもらいます．その後，作製者の状態によっては記憶を助けるために「組み方の順序（手順）の図」（20〜53頁参照）を必要に応じて用いることを教えます．

③台上の印

色糸を組んでいくときに，色糸を置く位置や色糸を動かす方向，順番などを台の上にテープなどで印をつけて

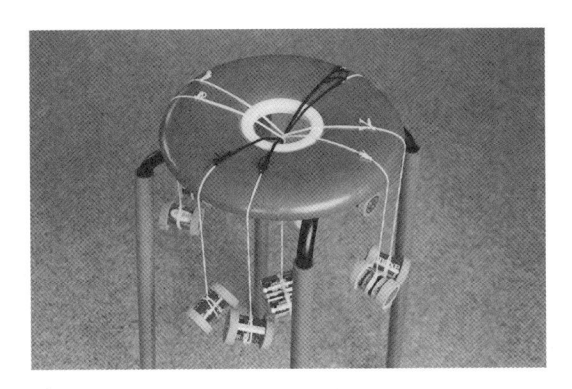

図 2-29　組み終わり

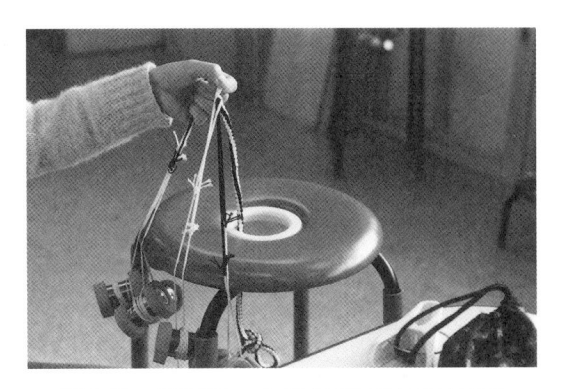

図 2-30　組み終わった紐と玉を台からはずす

手掛かりとすることができます（74頁,「2）代償法（視覚・触覚的手掛かりの利用）」参照）.

（2）色糸を下ろす（長くする）

　色糸を組んでいくと，徐々に色糸が短くなり，玉の位置が台の端に近づいていきます．端にかかる前に色糸を長くします．玉を図 2-25 のように矢印の方向に回しながら引くと，色糸が長くなります．台の端から玉までの色糸の長さはあまり長いと絡んだりして操作しにくくなります．20 cm ぐらいが適当です．

> （注）色糸の長さを揃える：色糸は組み方によっては，ある数の色糸だけがすぐ短くなり，不揃いになります．短くなった色糸は必ず伸ばして揃えましょう．長さが揃っていないと，隣り合った色糸同士が絡まってしまい，それらをほどきながら作業をすると余分な手間になってしまうからです．

> （注）間違えて組んだ紐をほどいた後は，色糸が長くなっています．これを巻き戻すには，留めた色糸を玉からはずして色糸を巻きつけ再び留める方法（図 2-21-①～⑤参照）と，戻す長さが短い場合は簡単に短くする方法があります（図 2-26 参照）

（3）吊り重りの位置を上方に付け替える

　組み進んでいくと紐の長さが長くなり，吊り重りが床に着きそうになります．吊り重りが床に着いた状態で組むと玉の重さとの釣り合いがとれずに紐の目がゆがんでしまいます．吊り重りが床に着く前に，吊り重りの位置を上方に付け替えることを忘れないようにする必要があります．

吊り重りが床に着いたことを気づかずに組み進んでしまう人もいますし，すぐに気づいて直す人もいます．

　吊り重りが床に着いた状態で組んでしまった場合は，ゆがんでしまった部分をほどいてやり直す必要があります．

3）仕上げの方法

　①組み終わったら（図 2-29），中心につけてある吊り重りをはずし，次に他の全てのもの（組んだ紐と，その先についている玉）を台からはずして，机の上に置きます（図 2-30）．

　②玉糸から色糸をはずします（図 2-31-①～③）．

　③1組の色糸で残りの色糸を結んで先をまとめて，房を作ります（図 2-32-①～③）．

　④反対側の端にあるはじめに作った色糸の先の結び目をほどき，③と同じ方法で房を作ります．

　⑤まとめて結んだ先の組んでいない色糸を揃えて，5～6 cm の長さに切ります（図 2-33）．仕上がりです（図 2-34）．

> （注）組み始めにまとめて結んであった方の房は色糸がちぢれていることがあります．蒸気アイロンで蒸気に当てて色糸を伸ばすとまっすぐに伸びます（「湯のし」をする）．

第 2 章　「組みひも」とは

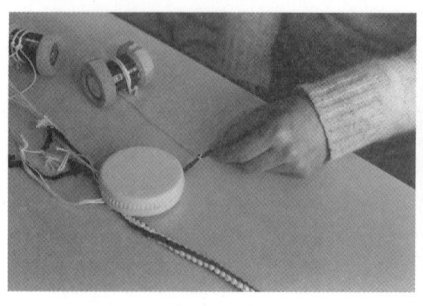

図 2-31-① 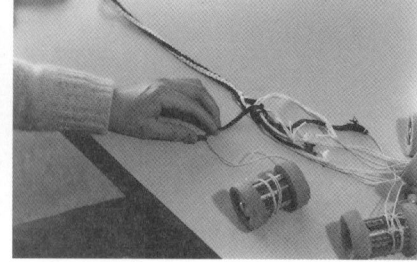　　　　　　　　　　　図 2-31-② 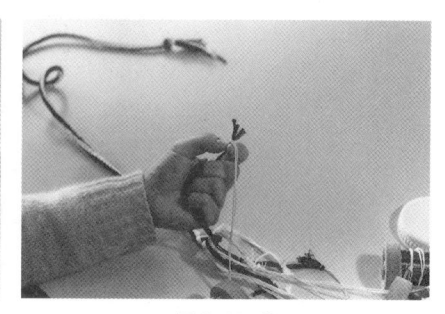　　　　　　　　　　　図 2-31-③

図 2-31-①〜③　玉糸から色糸をはずす

糸端を重しで押さえ，先端を引き，色糸をまっすぐに伸ばします（①）．あるいは指先の操作でまっすぐに伸ばします（②）．指先で玉糸を先端の方に押していってはずします（③）．

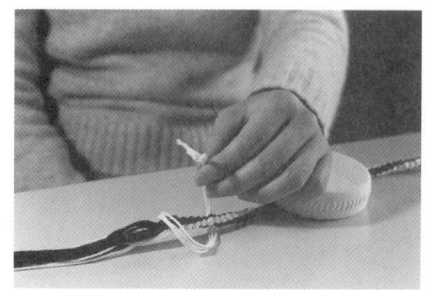

図 2-32-① 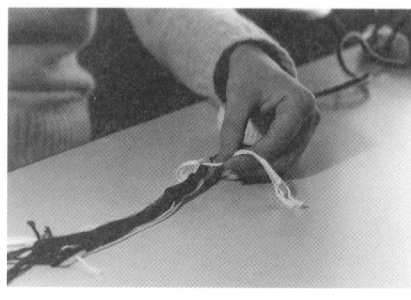　　　　　　　　　　　図 2-32-② 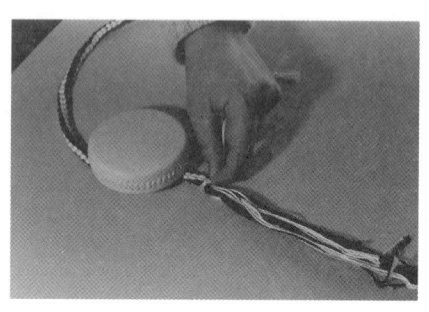　　　　　　　　　　　図 2-32-③

図 2-32-①〜③　房を作る

1組の色糸を配色を考えながら取り出し，紐の下をくぐらせます（①）．いま作った輪の中に紐の側から留め用の糸を通します（②）．組んだ紐の間に隙間ができないように注意しながら，留め用の糸を締めます（③）．留めがしっかりしない場合は，もう1度，同じ留め用の糸で締めます（留めた輪が2重になります）．

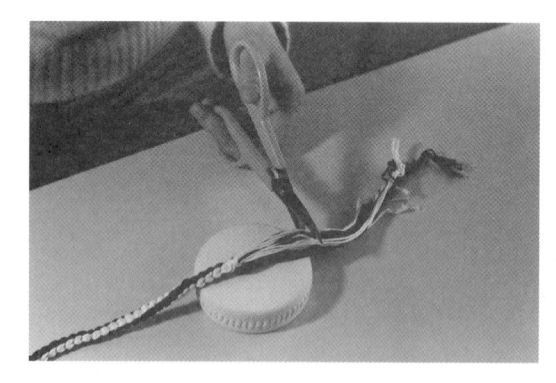

図 2-33　房の余り糸を切る 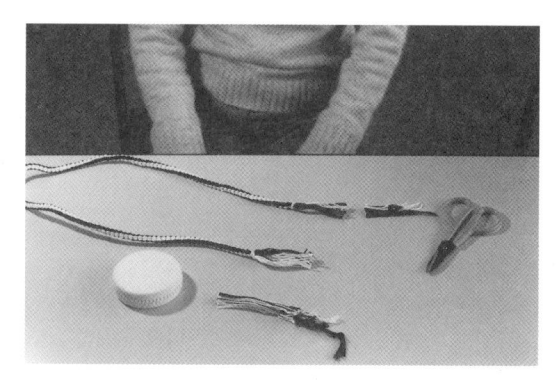　　　　　　　　　　図 2-34　仕上がり

4. 組み方のバリエーション
－片手でも組めるいろいろな組み方－

　組みひもは，両手を同時に使用して作製していくのが本来の方法であるのは既に述べたとおりです．ここでは上肢や手指に障害があり，両手を同時に使用して組むのが困難な場合，一方の手を，あるいは片手ずつを交互に用いて組める組み方を選びました．

　そして，基本的な組み方の手順図には，両手で行う一般的な組み方と，片手での組み方を示します．他の組み方はこの基本の組み方の応用ですのでこの方法の組み方を参考にして下さい（76頁，「(1) 類似した組み方で組み玉の数を増やしていく方法」参照）．

　これらの組み方は組みひも作業への導入として，比較的誰にも行えるものを取り上げています．より難しい組み方も，組みひもを楽しむには必要かと思いますが，それらについては組みひもについての参考書をご覧下さい．

組み始める前の留意点

1) 台の点線の印：4つの面に区切ってあります．色糸を動かすときは，この面の中に入るように置いて下さい．丸椅子を使用した場合，通常は，台の脚が点線の位置にきますので分かりやすいです．

2) 台の位置の名称：台の位置については，図Aのように名前をつけて説明してあります．

3) 色糸の長さは，1.5メートルの紐を作るために必要な長さです．

4) 色糸の中で長さが異なる糸がある場合：作製者の色糸の引き方で長さが違ってきます．耳になる色糸，例えば，平土筆組の細い糸の中の長い方の糸は，糸を切るときに糸の束が偶数になるように調整して，倍の長さで切ります．そして，半分に折って，折ってある部分を玉糸につけておきます．そうすると，色糸が足りなくなったときに，図Bのようにして補充するとほとんど目立たずに足すことができます．

5) 色糸を動かした後に戻すタイミング：特に注意が必要な点です．色糸を動かした後には空間ができます．すぐに，この空間を他の色糸を動かしてうめてしまうと，どこまで組んでいったかが分からなくなってしまいます．そこで，この手順図ではいつ戻したらよいかを手順図の中に記入してありますので，活用して下さい．

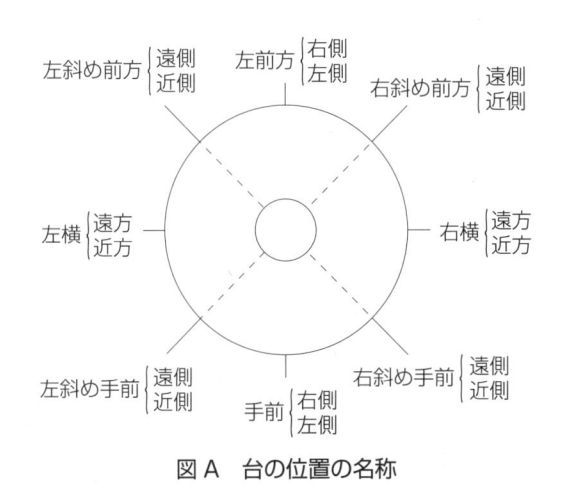

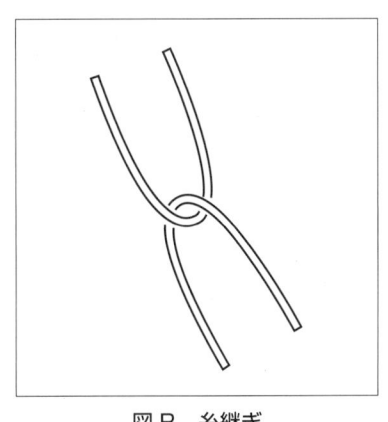

図A　台の位置の名称

図B　糸継ぎ

1. くさり角八つ組（8本）：両手

組み糸：1/8（2.7m） ― 8本

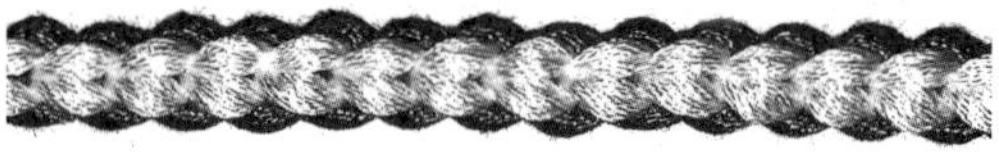

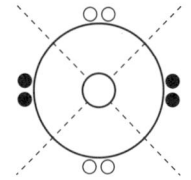

右手と左手で同時に糸を取って、動かします.

① 前方の2本の糸を取り、それぞれ外側に約2cmずつ動かします.

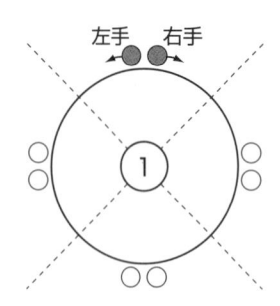

② 手前の2本の糸を取り、前方の2本の糸の間に交叉しないように置きます.

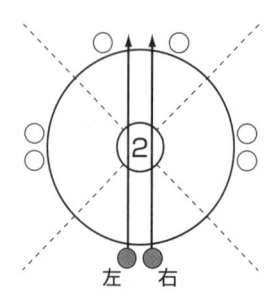

③ 前方の両外側の糸を取り、手前に交叉しないように置きます.

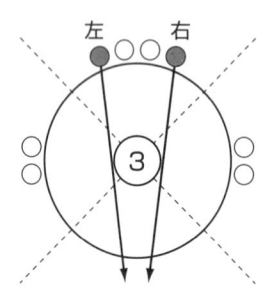

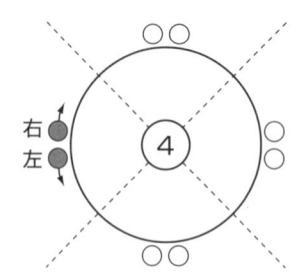

④ 左横の2本の糸を取り、それぞれ外側に約2cmずつ動かします.

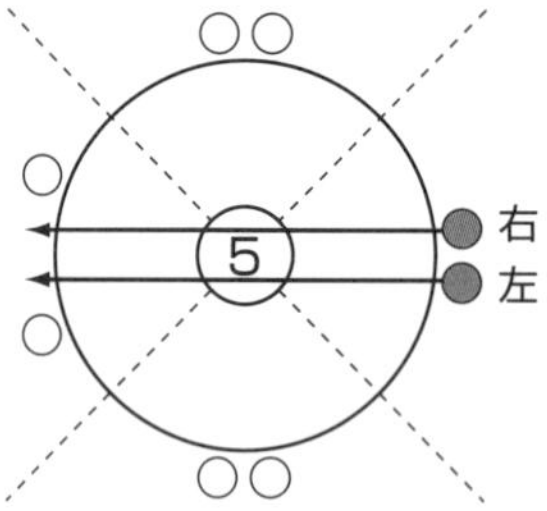

⑤ 右横の糸2本を取り、左横の2本の糸の間に交叉しないように置きます.

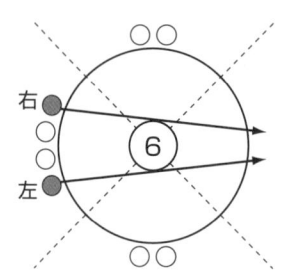

⑥ 左横の外側の糸を取り、右横に交叉しないように置きます.

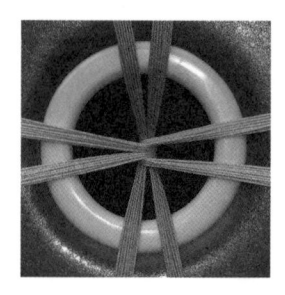

⑥を組み終わったときの組み目

■くさり角八つ組（8本）の配色応用■

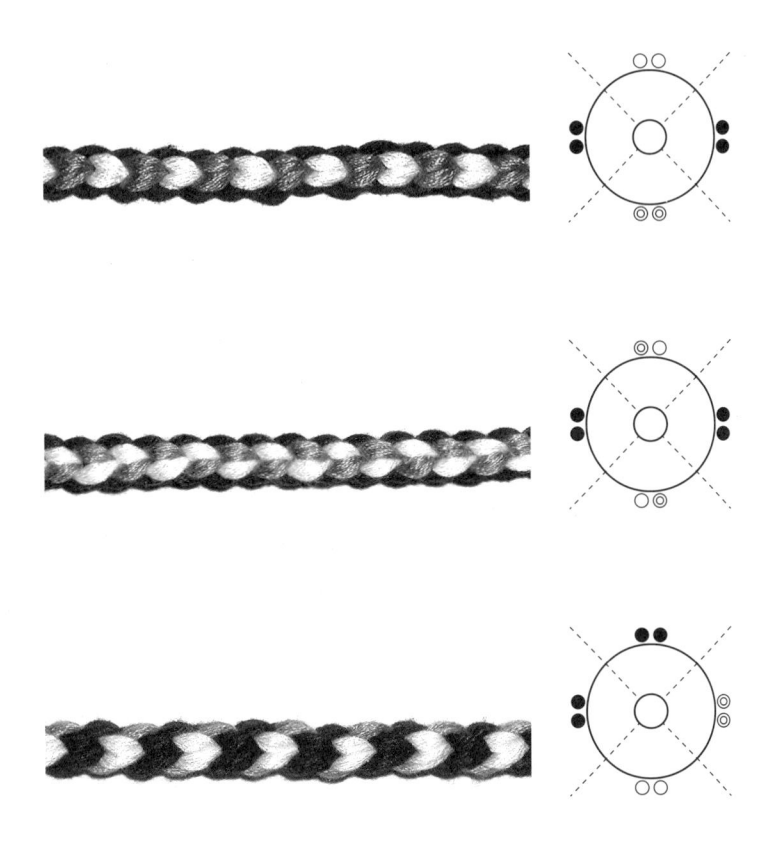

2．くさり角八つ組（8本）：片手A

組み糸：1／8（2.7m） ― 8本

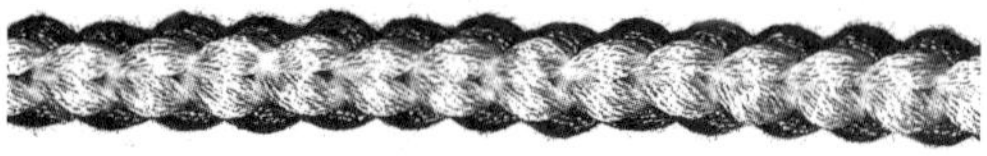

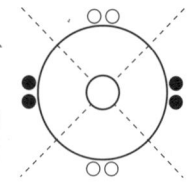

① 前方の2本の糸を，それぞれ外側に約2cmずつ動かします．

② 手前右側の糸を取り，前方右側の内側に置きます．

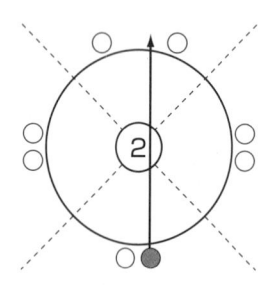

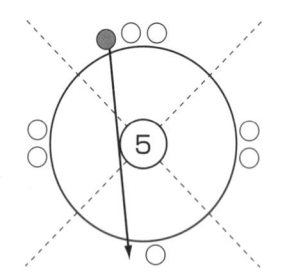

③ 手前の糸を取り，前方左側の内側に置きます．

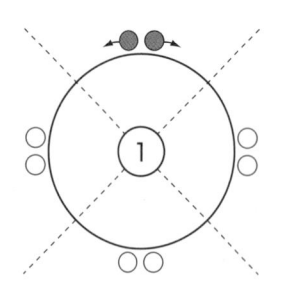

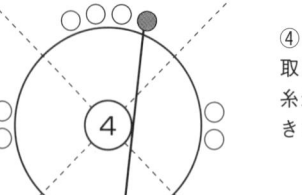

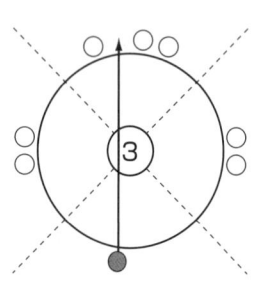

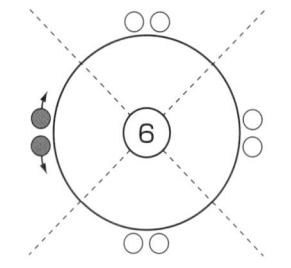

④ 前方右外側の糸を取り，手前右側（②で糸があった位置）に置きます．

⑤ 前方左外側の糸を取り，手前左側（③で糸があった位置に）に置きます．

⑥ 左横の2本の糸を，それぞれ外側に約2cmずつ動かします．

⑦ 右横遠方の糸を取り，左横遠方の内側に置きます．

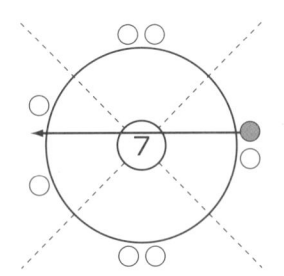

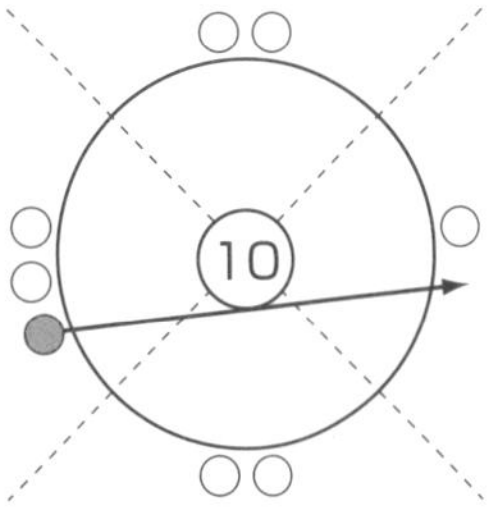

⑧ 右横の糸を取り，左横近方の内側に置きます．

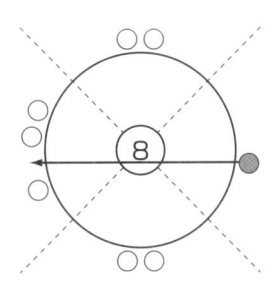

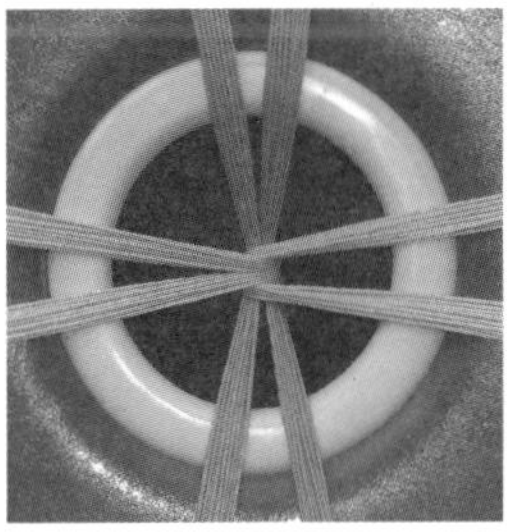

⑨ 左横遠方の糸を取り，右横遠方（⑦で糸があった位置）に置きます．

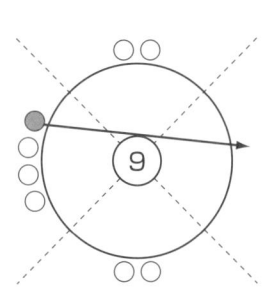

⑩ 左横近方の糸を取り，右横近方（⑧で糸があった位置に）に置きます．

⑩を組み終わったときの組み目

★ポイント★　使用手が左手の場合，取る糸の順番を逆にしてもよいです．通常の生活場面は，右手仕様になっていることが多いため，あえてこの手順で行い，左手操作の練習をしてみてはいかがでしょうか．

3．くさり角八つ組（8本）：片手B

組み糸：1／8（2.7m） — 8本

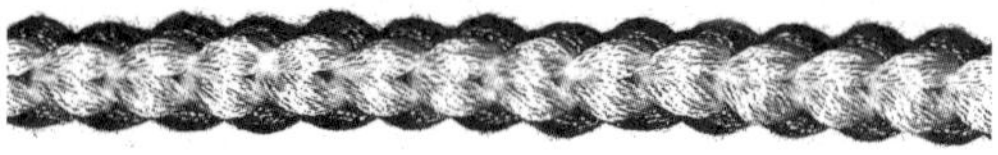

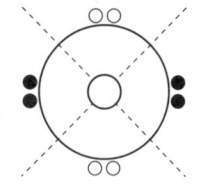

① 前方右側の糸を外側に約2cm動かします．

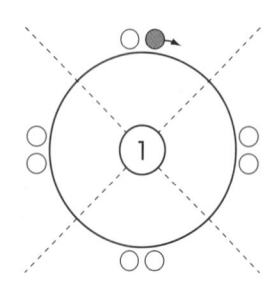

② 手前右側の糸を取り，①で糸があった位置に置きます．

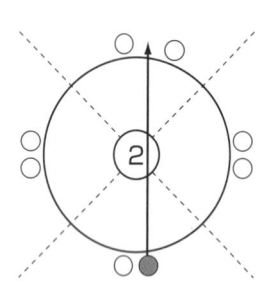

③ ②で糸を置いた手で隣の右外側の糸を取り，空いた手前右側に置きます．

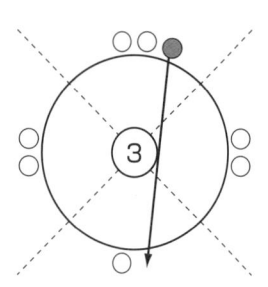

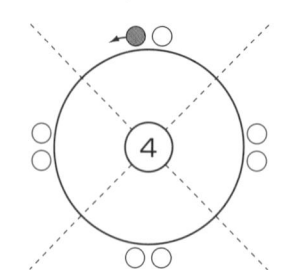

④ 前方左側の糸を，外側に約2cm動かします．

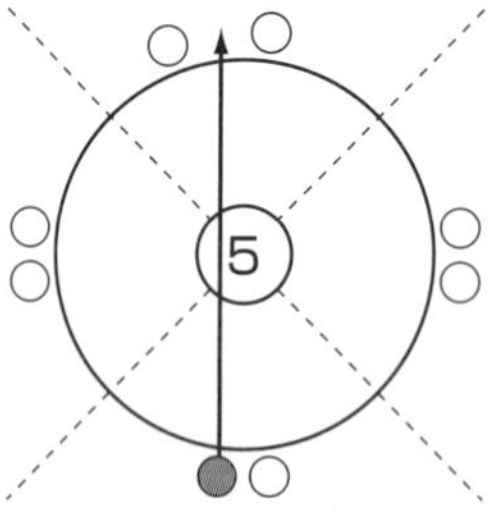

⑤ 手前左側の糸を取り，④で糸があった位置に置きます．

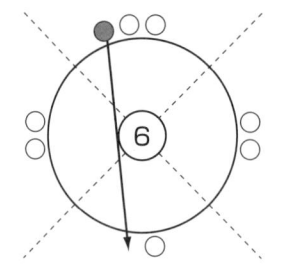

⑥ ⑤で糸を置いた手で隣の左外側の糸を取り，空いた手前左側に置きます．

組みひも・作業療法への適用法

⑦ 左横遠方の糸を外側に約 2 cm 動かします．

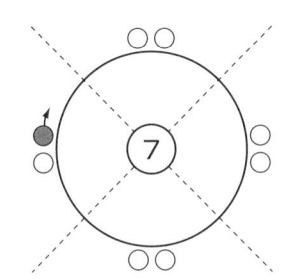

⑩ 左横近方の糸を外側に約 2 cm 動かします．

⑧ 右横遠方の糸を取り，⑦で糸があった位置に置きます．

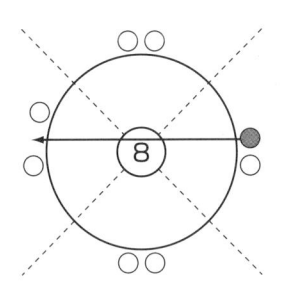

⑪ 右横近方の糸を取り，⑩で糸があった位置に置きます．

⑨ ⑧で糸を置いた手で隣の遠方外側の糸を取り，空いた右横遠方に置きます．

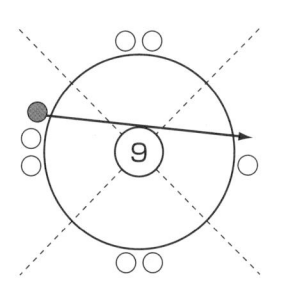

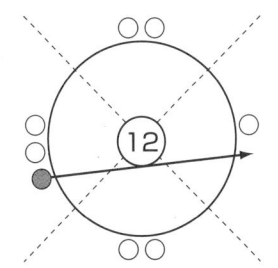

⑫ ⑪で糸を置いた手で隣の近方外側の糸を取り，空いた右横近方に置きます．

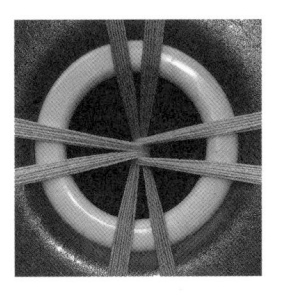

⑫を組み終わったときの組み目

4．江戸八つ組（8本）：両手

組み糸：1/8（2.7m） — 8本

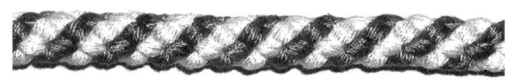

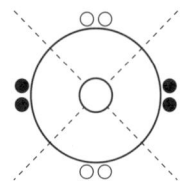

★ポイント★　①②は時計回り，③で方向転換して逆時計回りに進めていきます．
①と③で取る糸を間違えないように気をつけて下さい．

右手と左手で同時に糸を取って，動かします．

① 右手で前方左側の糸を取り，右横遠方の隣に置きます．左手で手前右側の糸を取り左横近方の隣に置きます．

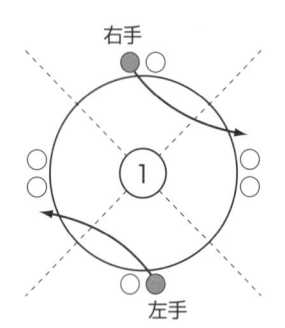

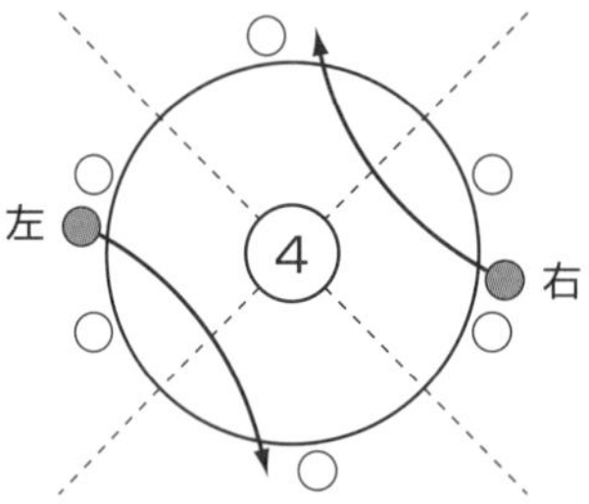

② ①で置いた糸の隣の糸を取り，右手では手前右側に，左手では前方左側に置きます．

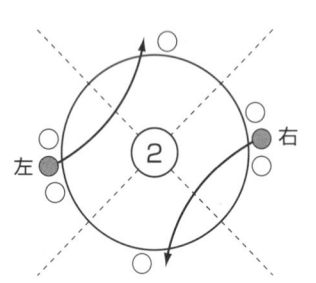

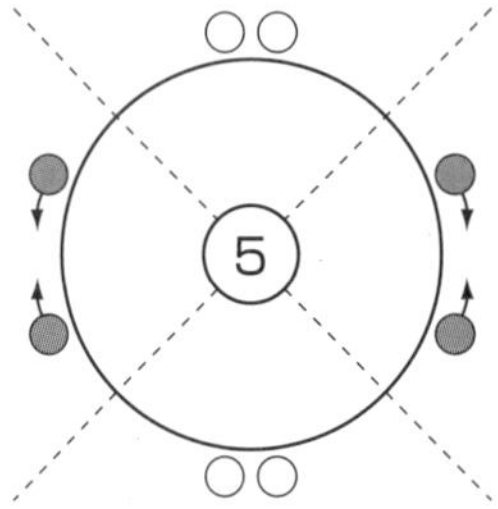

③ ②で置いた糸の隣の糸を取り，右手では右横近方の隣に，左手では左横遠方の隣に置きます．

④ ③で置いた糸の隣の糸を取り，右手では前方右側に，左手では手前左側に置きます．

⑤ 右横，左横の糸を中心に寄せ，元の位置に戻します．

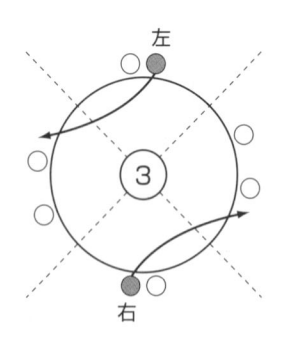

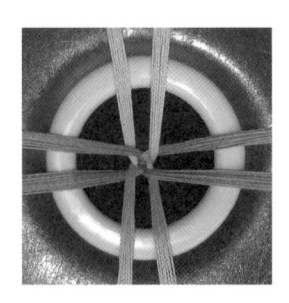

⑤を組み終わったときの組み目

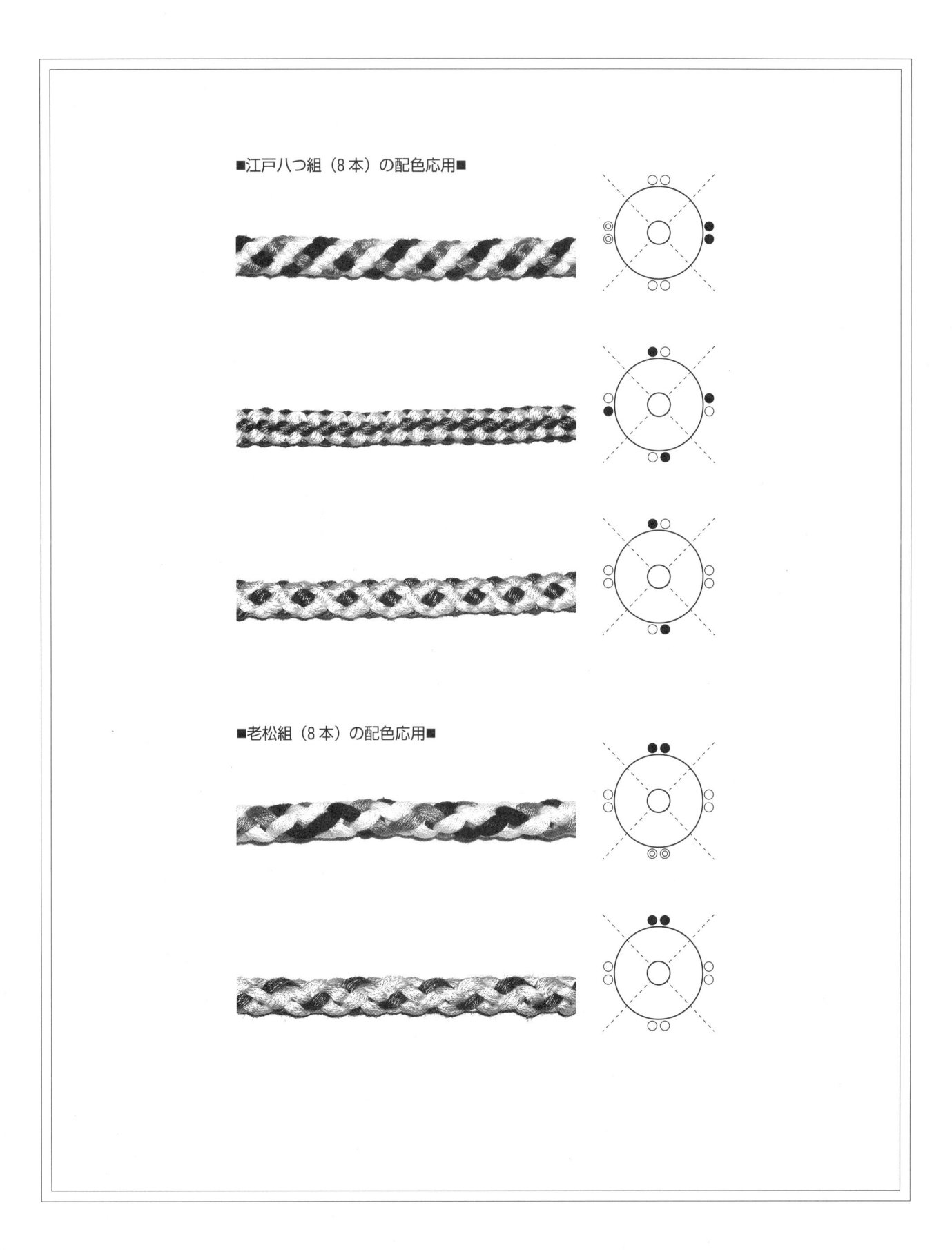

■江戸八つ組（8本）の配色応用■

■老松組（8本）の配色応用■

5．江戸八つ組（8本）：片手

組み糸：1/8 (2.7m) ― 8本

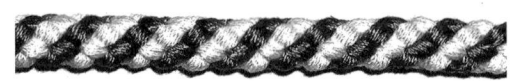

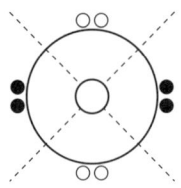

★ポイント★ ②〜④の工程は置いた糸の隣の糸を取って時計回りに進めていき，⑤から方向転換して逆時計回りに進めていきます．
①と⑤で取る糸を間違えないように気をつけて下さい．

① 前方左側の糸を取り，右横遠方の隣に置きます．

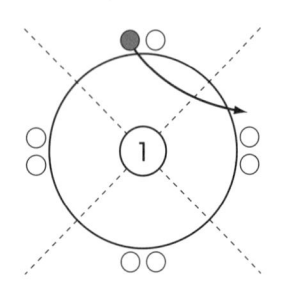

② ①で置いた糸の隣（右横中心）の糸を取り，手前右側の隣に置きます．

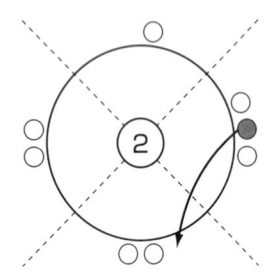

③ ②で置いた糸の隣（手前中心）の糸を取り，左横近方の隣に置きます．

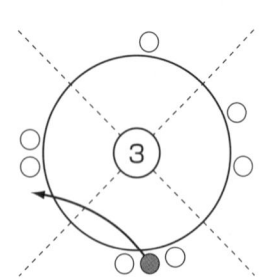

④ ③で置いた糸の隣（左横中心）の糸を取り，前方左側に置きます．

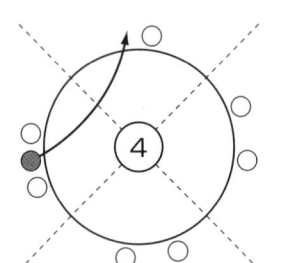

⑤ ④で置いた糸の隣（前方右側）の糸を取り，左横遠方の隣に置きます．

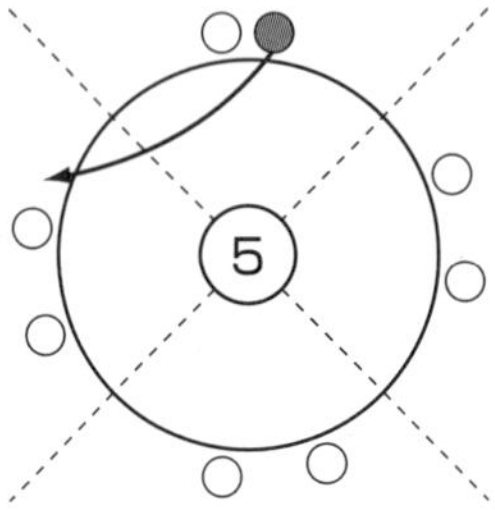

⑥ ⑤で置いた糸の隣（左横中心）の糸を取り，手前左側の隣に置きます．

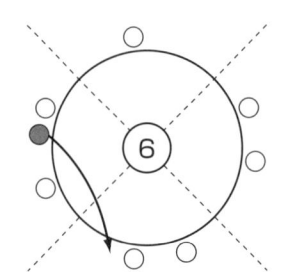

⑦ ⑥で置いた糸の隣（手前中心）の糸を取り，右横近方の隣に置きます．

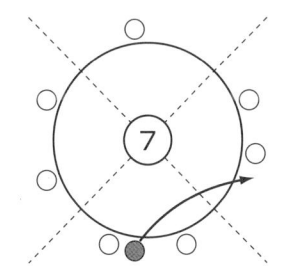

⑧ ⑦で置いた糸の隣（右横中心）の糸を取り，前方右側に置きます．

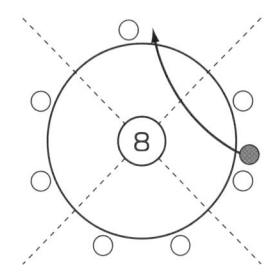

⑨ 右横，左横，手前の糸を中心に寄せ，元の位置に戻します．

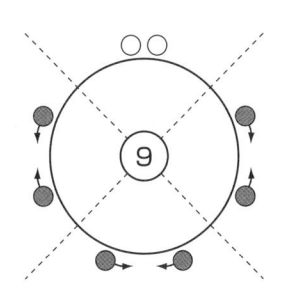

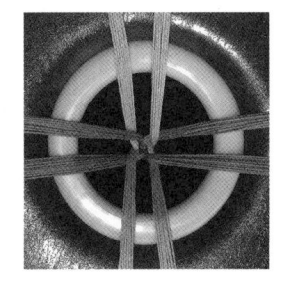

⑨を組み終わったときの組み目

6. 吊り糸組（8本）

組み糸：3／16（2.7m） — 4本
　　　　1／24（2.7m） — 4本

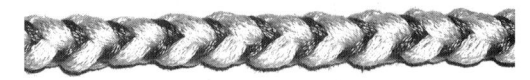

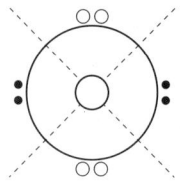

★ポイント★　糸の太さが違うので，変わった雰囲気がでます．組み方は江戸八つ組に似ています．しかし，前方と手前の取る糸と置く糸の位置が異なります．江戸八つ組に続けて行うと難しい人もいますので，組み方を変えるときに注意をして下さい．

右手と左手で同時に糸を取って，動かします．

① 右手で前方右側の糸を取り，右横遠方の糸の隣に置きます．同時に，左手で手前左側の糸を取り，左横近方の糸の隣に置きます．

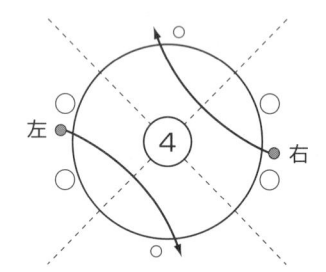

② ①で置いた糸の隣の糸を取り，右手では手前左側に，同時に，左手では前方右側に置きます．

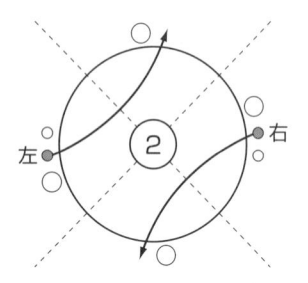

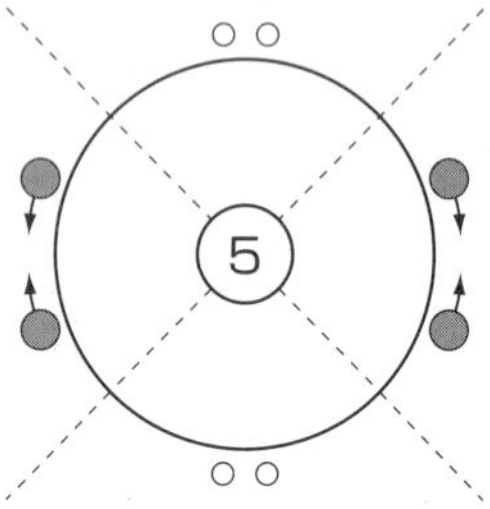

③ ②で置いた糸の隣の糸を取り，右手では右横近方に，同時に，左手では左横遠方に置きます．

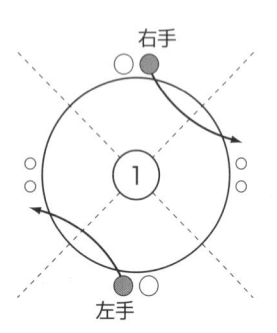

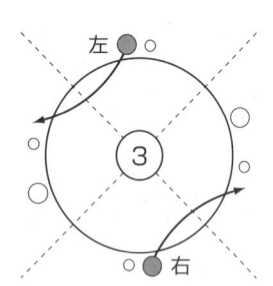

④ ③で置いた糸の隣の糸を取り，右手では前方左側に，同時に，左手では手前右側に置きます．

⑤ 右横，左横の糸を中心に寄せて動かし，元の位置に戻します．

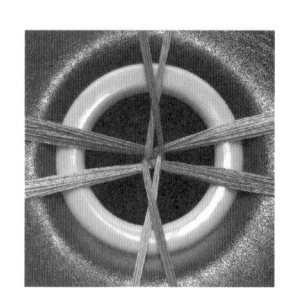

⑤を組み終わったときの組み目

30　組みひも・作業療法への適用法

7．唐八つ組（8本）：両手

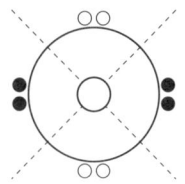

組み糸：1/8（2.7m） — 8本

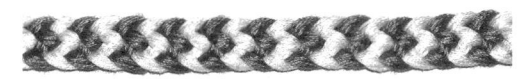

右手と左手で同時に糸を取って、動かします。

① 右手で前方左側の糸を取り、右横近方の隣に置きます．続いて、左手で前方右側の糸を取り、左横近方の隣に置きます．

右手-1　2-左手
①

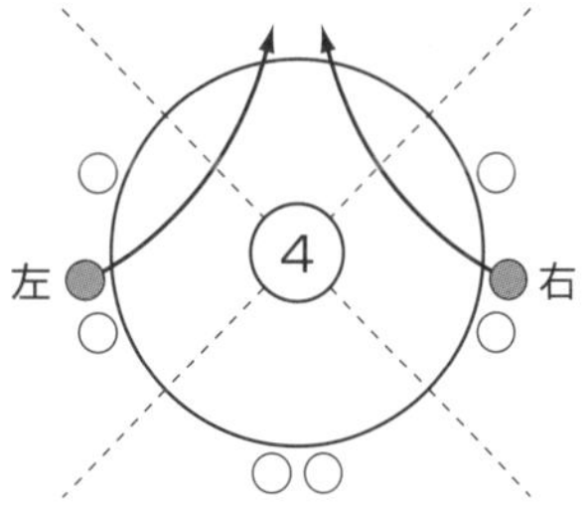

② 左手で手前右側の糸を取り、左横遠方の隣に置きます．続いて、右手で手前左側の糸を取り、右横遠方の隣に置きます．

②
右-2　1-左

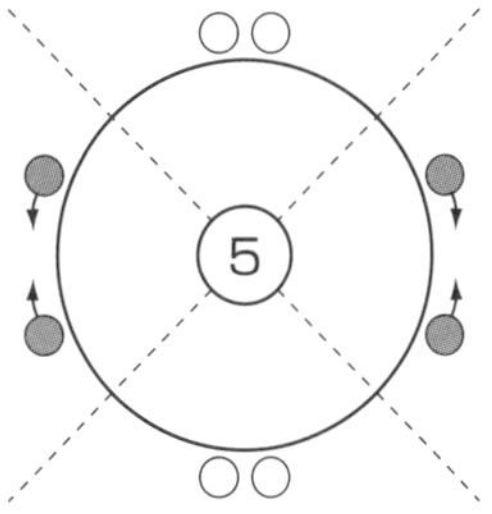

③ 右横、左横の4本の糸の中心から遠方の糸を取り、それぞれ手前右側、左側に置きます．

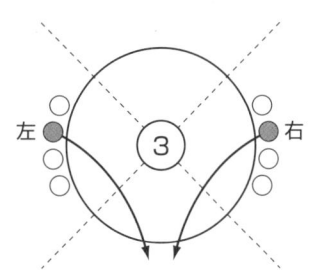

左　③　右

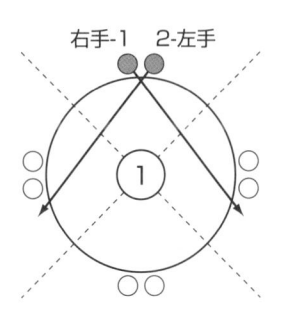

④ 右横、左横の3本の糸の中心の糸を取り、それぞれ遠方右側、左側に置きます．

左　④　右

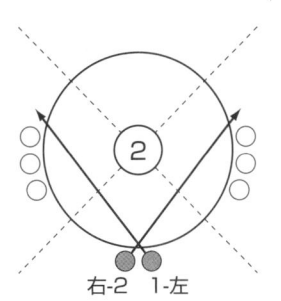

⑤ 右横、左横の糸を取り、中心に寄せます．

⑤

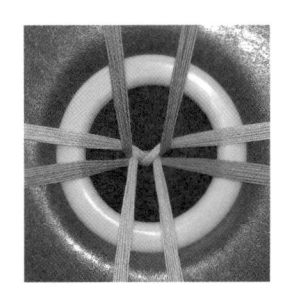

⑤を組み終わったときの組み目

第2章 「組みひも」とは　31

8：唐八つ組（8本）：片手

組み糸：1／8（2.7m）― 8本

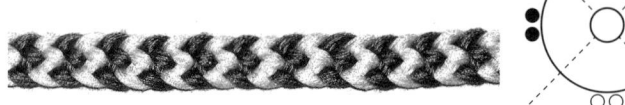

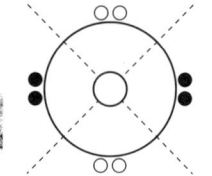

★ポイント★　①〜④の糸を取っていく順序は，

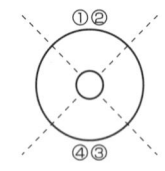

①②
④③

となります．

また，⑤では中心から上側の糸を取って下方へ，⑥では中心から下側の糸を取って上方へ，と説明しても分かりやすいです．

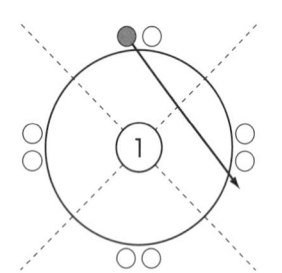

① 前方左側の糸を取り，右横近方の隣に置きます．

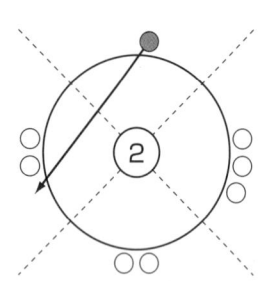

② 前方右側の糸を取り，左横近方の隣に置きます．

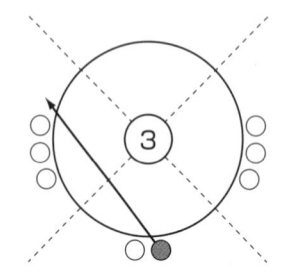

③ 手前右側の糸を取り，左横遠方の隣に置きます．

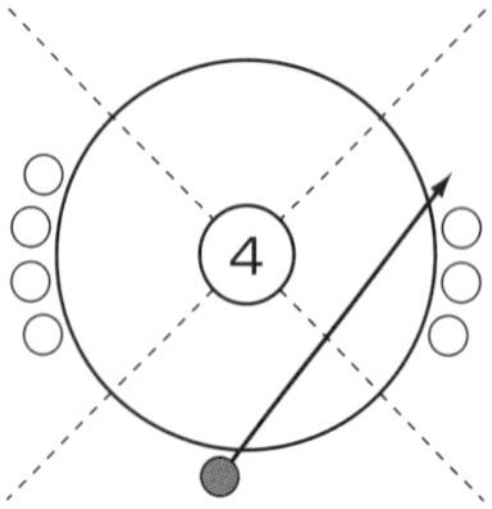

④ 手前左側の糸を取り，右横遠方の隣に置きます．

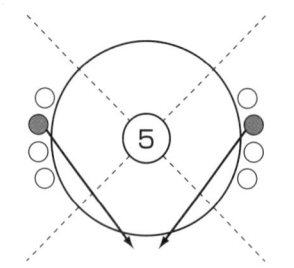

⑤ 右横，左横の4本の糸の中心から遠方の糸を取り，それぞれ手前右側，左側に置きます．

⑥ 右横，左横の3本の糸の中心の糸を取り，それぞれ遠方右側，左側に置きます．

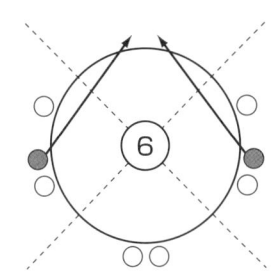

⑦ 右横，左横の糸を取り，中心に寄せます．

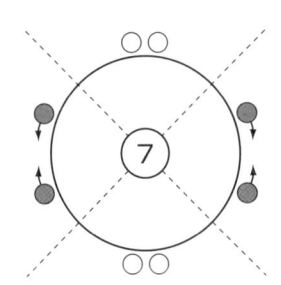

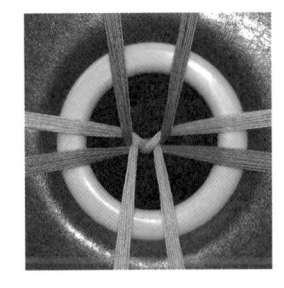

⑦を組み終わったときの組み目

■唐八つ組（8本）の配色応用■

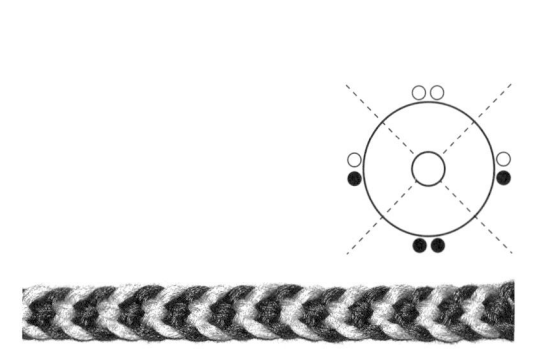

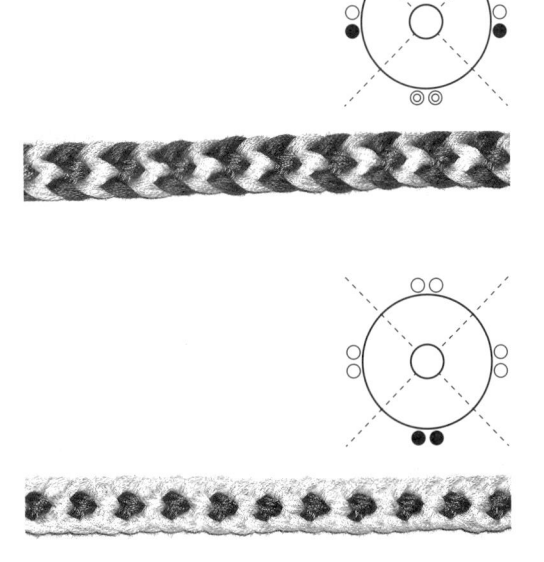

第2章 「組みひも」とは

9．老松組（8本）

組み糸：1/8（2.7m） ― 8本

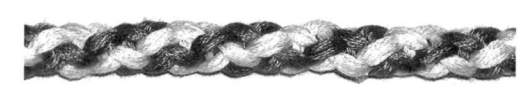

（配色応用例：27頁）

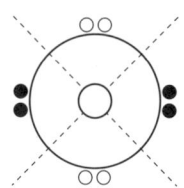

★ポイント★　江戸八つ組の応用です．全く雰囲気の違った作品ができます．
繰り返す回数を間違えないように注意しながら行う必要があります．

右手と左手で同時に糸を取って，動かします．

① 右手で前方左側の糸を取り，右横遠方の糸の隣に置きます．同時に，左手で手前右側の糸を取り，左横近方の糸の隣に置きます．

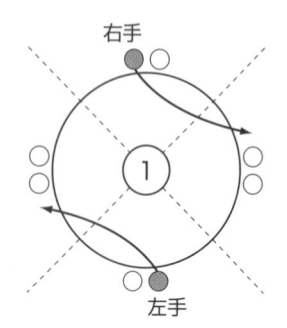

② ①で置いた糸の隣の糸を取り，右手では手前右側に，同時に，左手では前方左側に置きます．

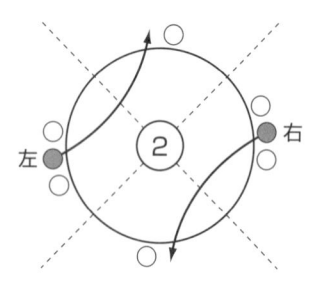

③ 右横，左横の位置が変わった糸を取り，元の位置に戻します．

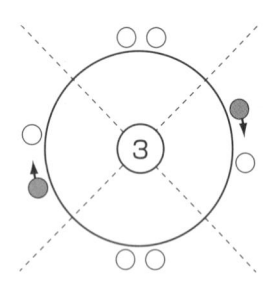

④〜⑨ ①〜③を2回繰り返します．

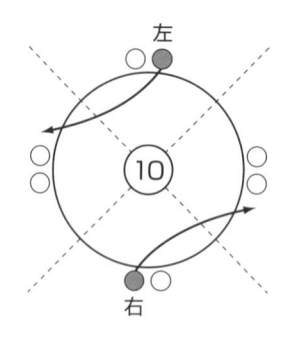

⑩ 右手で手前左側の糸を取り，右横近方の糸の隣に置きます．同時に，左手で前方右側の糸を取り，左横遠方の糸の隣に置きます．

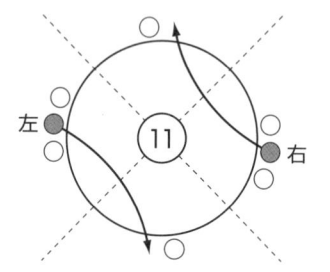

⑪ ⑩で置いた糸の隣の糸を取り，右手では前方右側に，同時に，左手では手前左側に置きます．

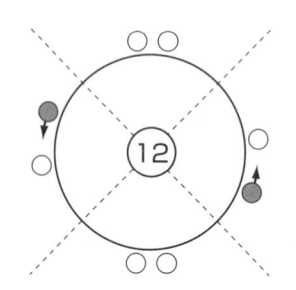

⑫ 右横，左横の位置が変わった糸を取り，元の位置に戻します．

⑬〜⑱ ⑩〜⑫を2回繰り返します．

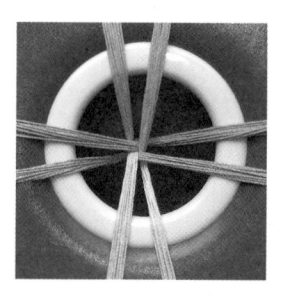

⑱を組み終わったときの組み目

34　組みひも・作業療法への適用法

10. くさりつなぎ組（8本）：両手

組み糸：1／8（2.7m） ― 8本

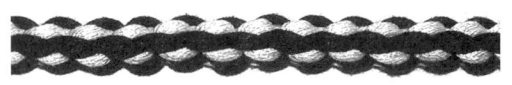

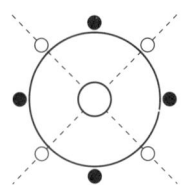

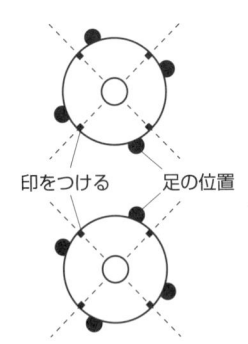

●台の置きかた●
台の脚の位置は左図のように通常置く位置から約23°ずらして使用します．そのため，面が分かるように台の端に印をつけると分かりやすいです．

印をつける　足の位置

★ポイント★　糸（玉）を動かす方向は，時計回りと逆時計回りを交互に繰り返します．組み目は単純ですが，配色や，糸の配置によって，柄が様々に変化します．配色を楽しんで下さい．
配色は入れ替える糸と同色にすると，糸を取るのがやさしくなります．

右手と左手で同時に糸を取って，動かします．

① 右手で前方の糸を取り，左手で手前の糸を取り，もう一方の糸があった位置に置きます．

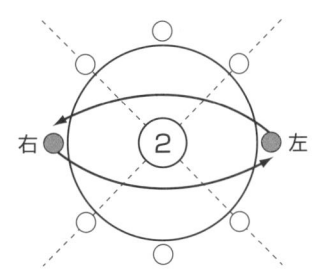

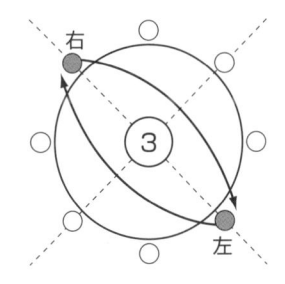

③ 右手で左斜め前方の糸を取り，左手で右斜め手前の糸を取り，もう一方の糸があった位置に置きます．

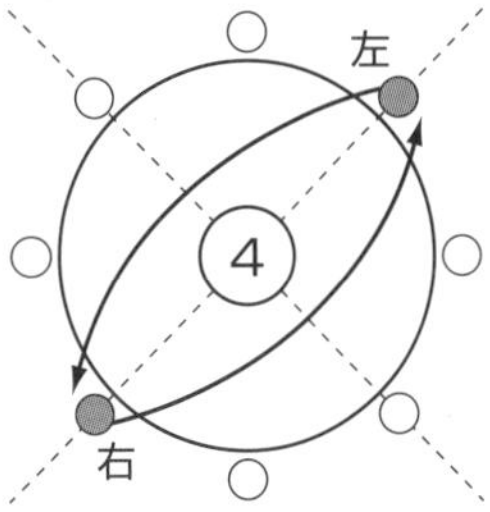

④ 右手で左斜め手前の糸を取り，左手で右斜め前方の糸を取り，もう一方の糸があった位置に置きます．

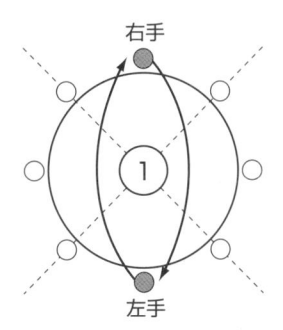

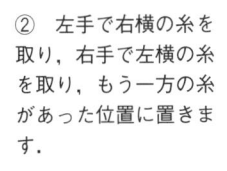

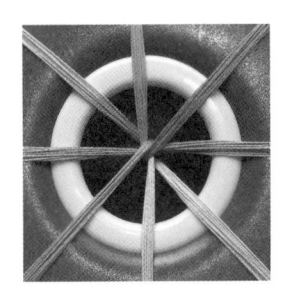

② 左手で右横の糸を取り，右手で左横の糸を取り，もう一方の糸があった位置に置きます．

④を組み終わったときの組み目

11. くさりつなぎ組（8本）：片手

組み糸：1/8（2.7m） ― 8本

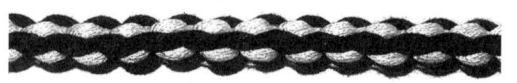

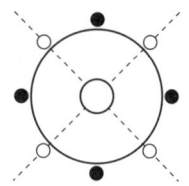

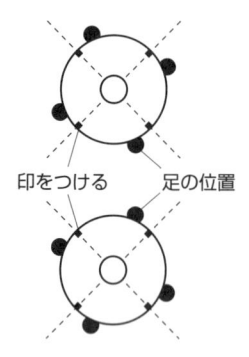

●台の置きかた●
台の脚の位置は左図のように通常置く位置から約23°ずらして使用します．そのため，面が分かるように台の端に印をつけると分かりやすいです．

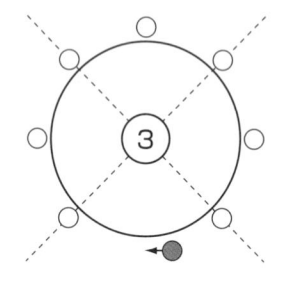

印をつける　足の位置

① 前方の糸を取り，手前の糸の右側に置きます．

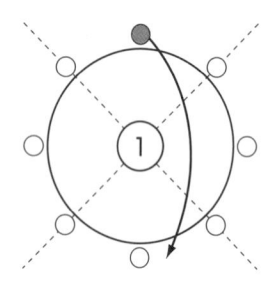

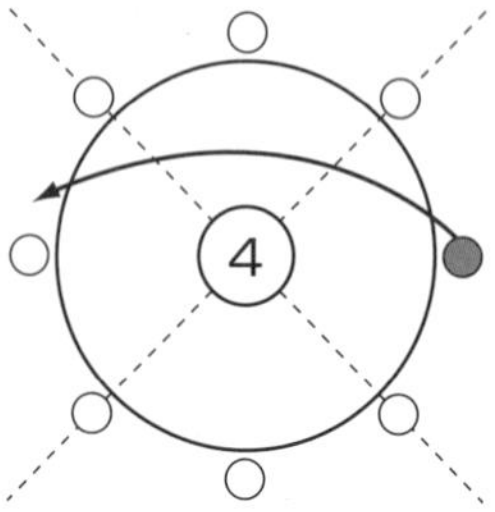

② ①で置いた糸の隣（手前左側）の糸を取り，前方に置きます．

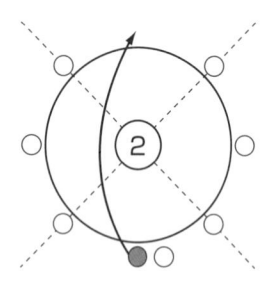

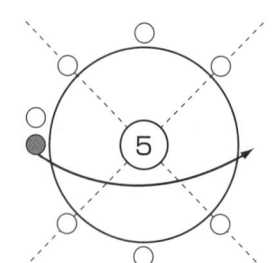

③ 手前の糸を元の位置に戻します．
注）1周の最後にまとめて糸を元の位置に戻すこともできますが，組んだ紐の目がゆがむので，基本的にはこの方法が良いです．

④ 右横の糸を取り，左横の糸の遠方に置きます．

⑤ ④で置いた糸の隣（左横近方）の糸を取り，右横に置きます．

⑥ 左横の糸を③のように元の位置に戻します．

⑦ 左斜め前方の糸を取り，右斜め手前の糸の遠方に置きます．

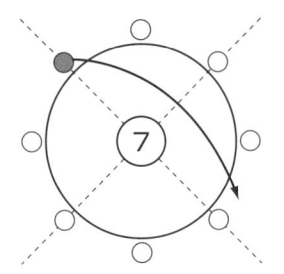

⑩ 右斜め前方の糸を取り，左斜め手前の糸の遠方に置きます．

⑧ ⑦で置いた糸の隣（右斜め手前・近方）の糸を取り，左斜め前方に置きます．

⑪ ⑩で置いた糸の隣（左斜め手前・近方）の糸を取り，右斜め前方に置きます．

⑨ 右斜め手前の糸を③のように元の位置に戻します．

⑫ 左斜め下の糸を③のように元の位置に戻します．

★ポイント★ 糸（玉）を動かす方向は，時計回りと逆時計回りを交互に繰り返します．
組み目は単純ですが，配色や，糸の配置によって，柄が様々に変化します．配色を楽しんで下さい．
配色は入れ替える糸と同色にすると，糸を取るのがやさしくなります．

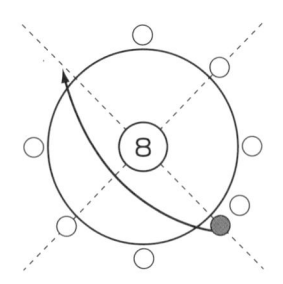

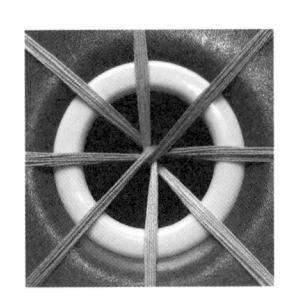

⑫を組み終わったときの組み目

■くさりつなぎ組（8本）の配色応用■

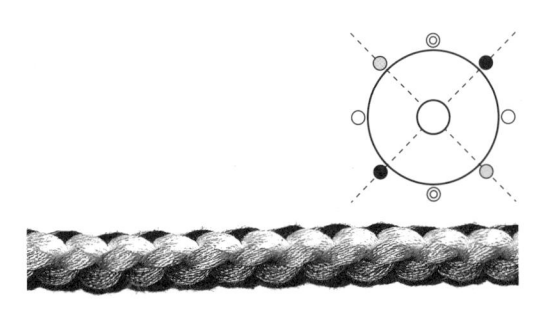

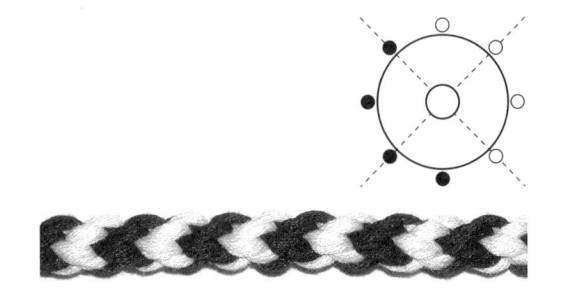

第2章 「組みひも」とは 37

12. 土筆組（8本）

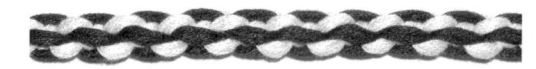

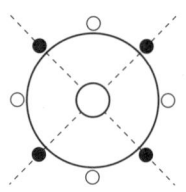

組み糸：1/8（2.7m） — 8本

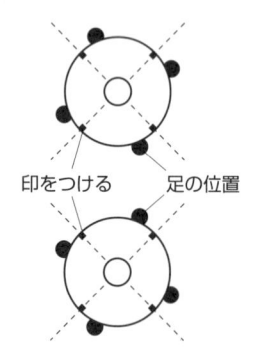

●台の置きかた●
台の脚の位置は左図のように通常置く位置から約23°ずらして使用します．そのため，面が分かるように台の端に印をつけると分かりやすいです．

印をつける　足の位置

★ポイント★
くさりつなぎ組の応用です．土筆の茎に似た紐が出来上がります．右図のように縦と横十字に置く糸が内側に入り（●），斜め十字に置く糸が外側に出ます（○）． 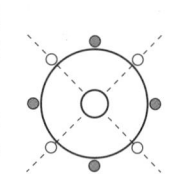
工程の③と④は①と②を繰り返しますので，何回繰り返したかに注意をしながら作業を進める必要があります．配色は，入れ替える糸と同色にすると，糸を取るのがやさしくなります．

右手と左手で同時に糸を取って，動かします．

① 右手で前方の糸を取り，同時に，左手で手前の糸を取り，もう一方の糸があった位置に置きます．

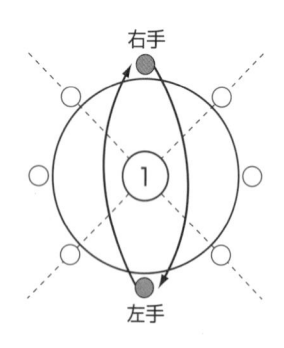

② 右手で左横の糸を取り，同時に，左手で右横の糸を取り，もう一方の糸があった位置に置きます．

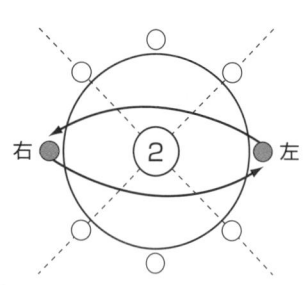

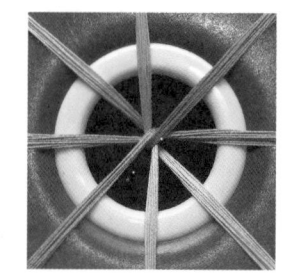

③ ①と同様に組みます．

④ ②と同様に組みます．

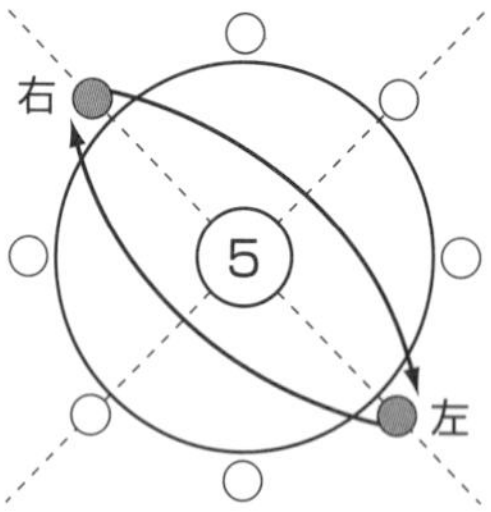

⑤ 右手で左斜め前方の糸を取り，同時に，左手で右斜め手前の糸を取り，もう一方の糸があった位置に置きます．

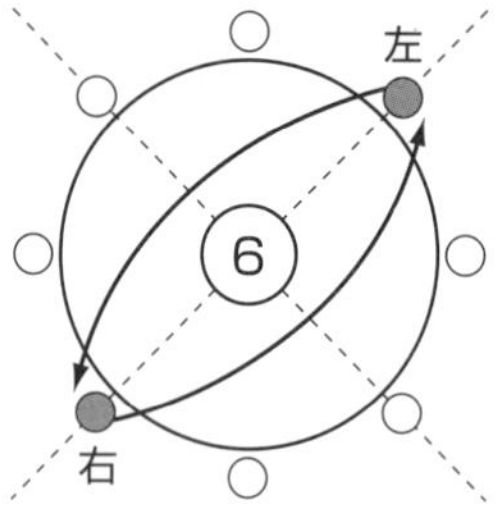

⑥ 右手で左斜め手前の糸を取り，同時に，左手で右斜め前方の糸を取り，もう一方の糸があった位置に置きます．

⑥を組み終わったときの組み目

13. 平八つ組（8本）

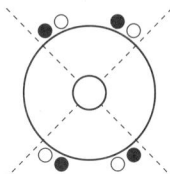

組み糸：1/8（2.7m）— 8本

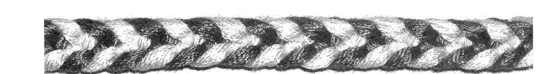

（配色応用例：53頁）

《回転が180°を超える組み方の例として》
回転が180°を超える組み方は，通常は片手では難しいです．しかし，指を分けて使う（各指を別々に使う）組み方の練習として適しています（図2-35）．
「回転」とは：糸を取って動かしていくときに，手（腕）を回すようにして動かしますが，このときに台の中心から動かす角度を言います．

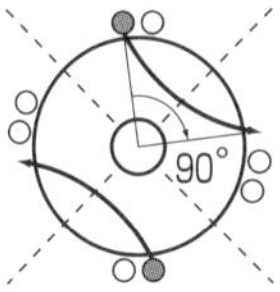

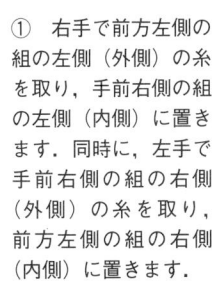

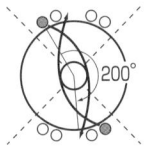

★ポイント★ 糸の回転は，約200°になることに注意して下さい．
片手で実施する場合は，右手と書かれてある糸を取って，置く前に，図2-35のように他の指で左手の糸を取ってから置きます．そして，取ってあった糸を左手の決められている位置に置きます．

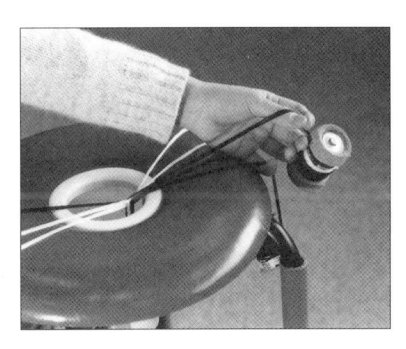

90°の例　　200°の例

右手と左手で同時に糸を取って，動かします．

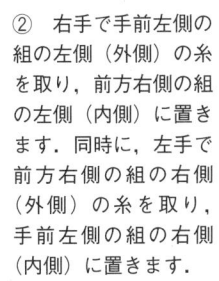

図2-35　回転が180°を超える組み方での手（指先）の使い方

① 右手で前方左側の組の左側（外側）の糸を取り，手前右側の組の左側（内側）に置きます．同時に，左手で手前右側の組の右側（外側）の糸を取り，前方左側の組の右側（内側）に置きます．

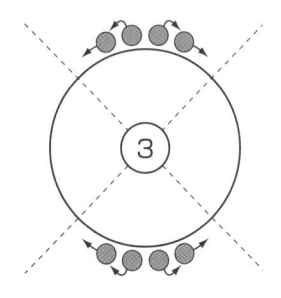

② 右手で手前左側の組の左側（外側）の糸を取り，前方右側の組の左側（内側）に置きます．同時に，左手で前方右側の組の右側（外側）の糸を取り，手前左側の組の右側（内側）に置きます．

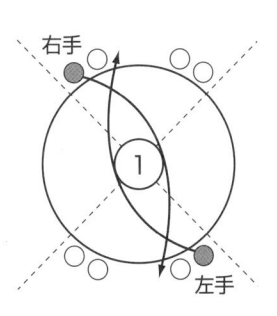

③ 糸を元の位置に戻します．

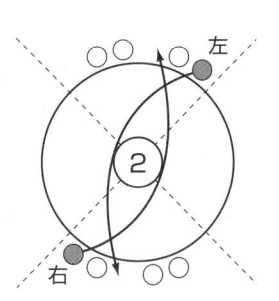

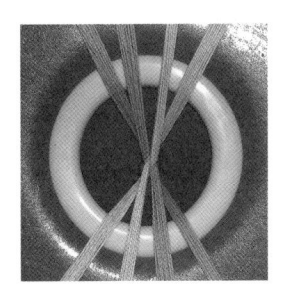

③を組み終わったときの組み目

第2章「組みひも」とは

14. 平士筆組（12本）

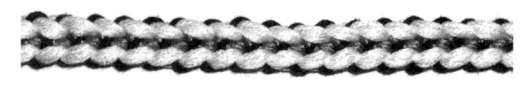

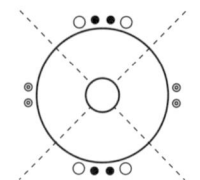

組み糸：2/16 または 3/16（2.7m）― 4本
　　　　1/24（5m）― 4本（左右の細い糸）
　　　　1/24（4m）― 4本（上下の細い糸）

注）細い糸は作製者の糸の引く力により足りなくなる場合がありますので，長めにとってあります．

右手と左手で同時に糸を取って，動かします．

① 右手で前方左側の細い糸を取り，右横遠方の隣に置きます．同時に，左手で手前右側の細い糸を取り，左横近方の隣に置きます．

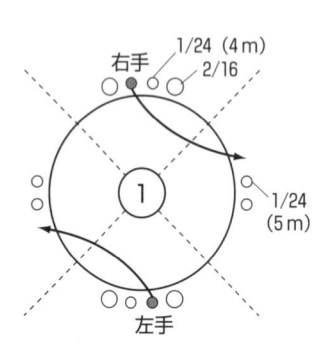

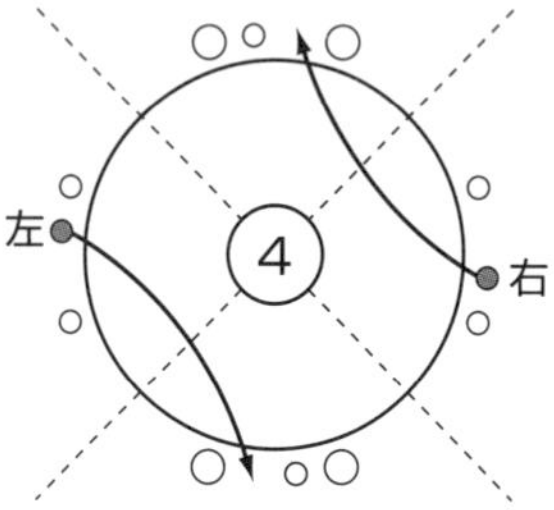

② ①で置いた糸の隣の糸を取り，右手では手前の細い糸の右側に，左手では前方の細い糸の左側に置きます．

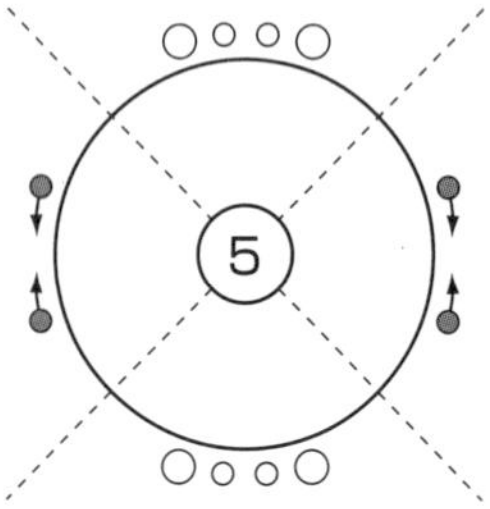

③ ②で置いた糸の隣の細い糸を取り，右手では右横近方の隣に，左手では左横遠方の隣に置きます．

④ ③で置いた糸の隣の糸を取り，右手では前方の細い糸の右側に，左手では手前の細い糸の左側に置きます．

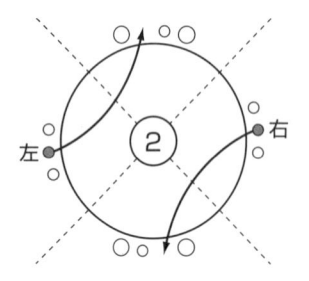

⑤ 右横，左横の糸を中心に寄せ，元の位置に戻します．

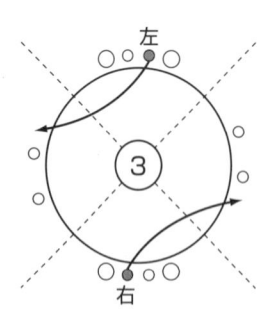

⑥～⑩ ①～⑤と同様に組みます．

⑪ 前方の太い糸を外側に約2cm動かします．

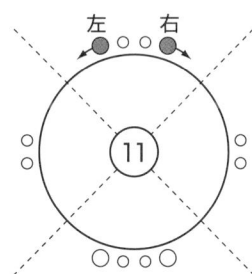

⑫ 手前の太い糸を取り，前方の太い糸と細い糸の間に，糸が互いに交叉しないように置きます．

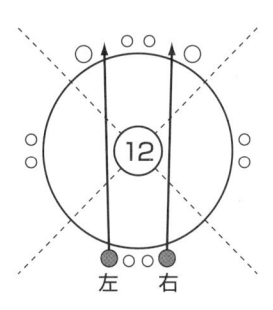

⑬ 前方の最も外側の太い糸を取り，手前の細い糸の隣に糸が互いに交叉しないように置きます．

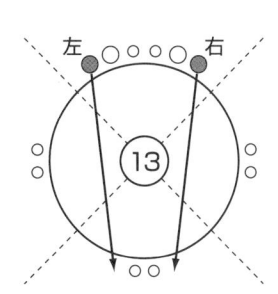

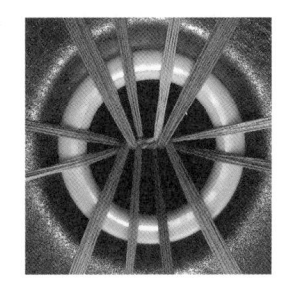

★ポイント★ 江戸八つ組にくさり角八つ組の縦方向のみを組むことが加わった組み方です．
上下の細い糸と左右の細い糸を別の色にすると，⑩の工程で，細い糸は始めに置いた組み方（色）と同じになりますので，2回繰り返したことが分かりやすいです．

⑬を組み終わったときの組み目

第2章 「組みひも」とは

15. 中土筆組（12本）

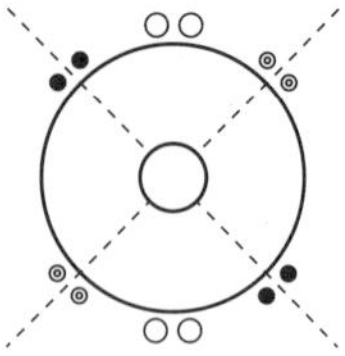

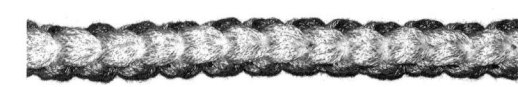

組み糸：2／16 または 3／16（2.7m） — 4本
　　　　1／24（4m） — 8本

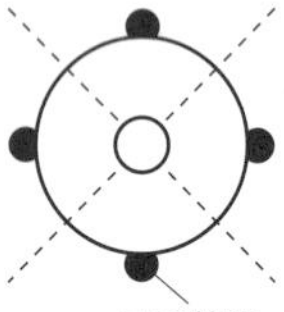

●台の置きかた●
台の脚の位置は左図のように通常置く位置から45°ずらして使用します．

足の位置

★ポイント★　全般的には平土筆組とほぼ同様です．細い糸の置く位置が，基本から45°回転し斜めになったため，やや組みにくいかもしれません．

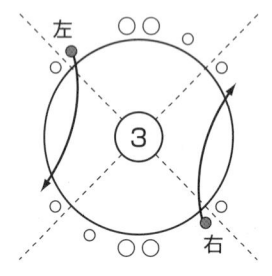

右手と左手で同時に糸を取って，動かします．

① 右手で左斜め前方・近側の糸を取り，右斜め前方・遠側の隣に置きます．同時に，左手で右斜め手前・遠側の糸を取り，左斜め手前・近側の隣に置きます．

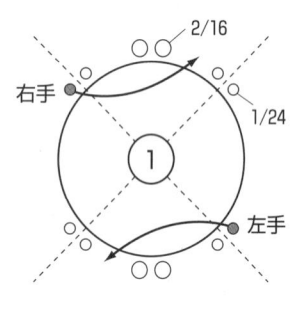

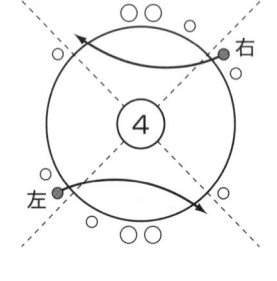

② 右手で右斜め前方の中心の糸を取り，右斜め手前の糸の隣・遠側に置きます．同時に，左手で左斜め手前の中心の糸を取り，左斜め前方の糸の隣・近側に置きます．

③ 右手で右斜め手前・近側の糸を取り，右斜め前方・近側の隣に置きます．同時に，左手で左斜め前方・遠側の糸を取り，左斜め手前・遠側の隣に置きます．

④ 右手で右斜め前方の中心の糸を取り，左斜め前方の糸の隣・遠側に置きます．同時に，左手で左斜め手前の中心の糸を取り，右斜め手前の糸の隣・近側に置きます．

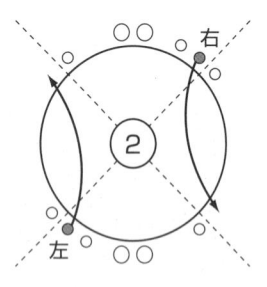

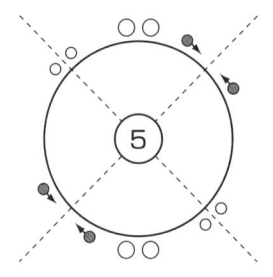

⑤ 右斜め前方，左斜め手前の糸を中心に寄せるように動かし，元の位置に戻します．

⑥〜⑩　①〜⑤と同様に組みます．

⑪ 前方の太い糸を外側に約 2cm 動かします．

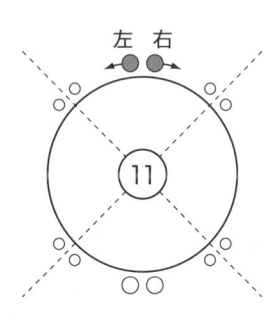

⑫ 手前の糸を取り，前方の糸の間に，糸が互いに交叉しないように置きます．

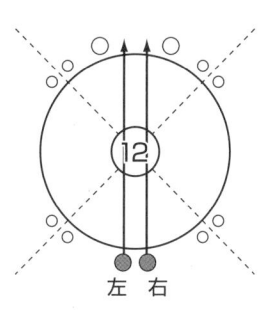

⑬ 前方の外側の糸を取り，手前に糸が互いに交叉しないように置きます．

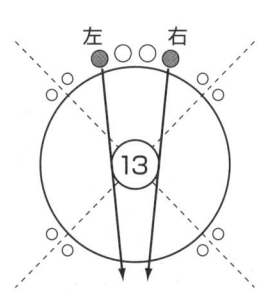

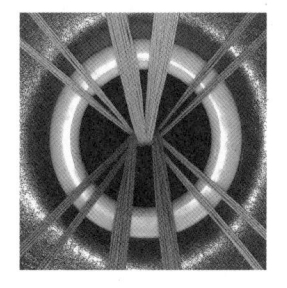

⑬を組み終わったときの組み目

16. 平唐組（12本）

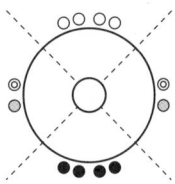

組み糸：1／12（2.7m） — 12本

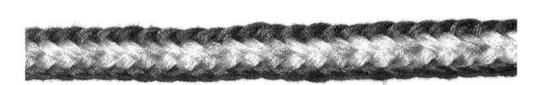

（配色応用例：53頁）

★ポイント★　唐八つ組の応用です．配色を楽しんで下さい．

① 右手で前方の中心から左側の糸を取り，右横近方の隣に置きます．続いて，左手で前方の中心から右側の糸を取り，左横近方の隣に置きます．

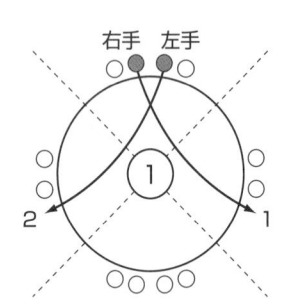

② 左手で手前の中心から右側の糸を取り，左横遠方の隣に置きます．続いて，右手で手前の中心から左側の糸を取り，右横遠方の隣に置きます．

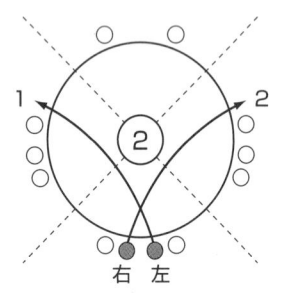

③ 右横，左横の4本の糸の中心から遠方の糸を取り，それぞれ手前右側，左側に置きます．

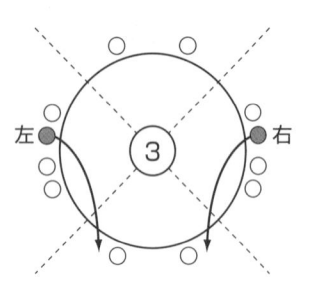

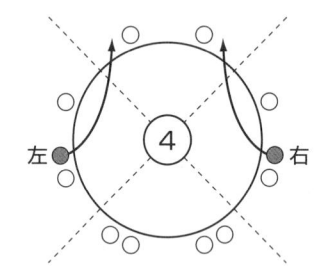

④ 右横，左横の中心の糸を取り，それぞれ前方右側，左側に置きます．

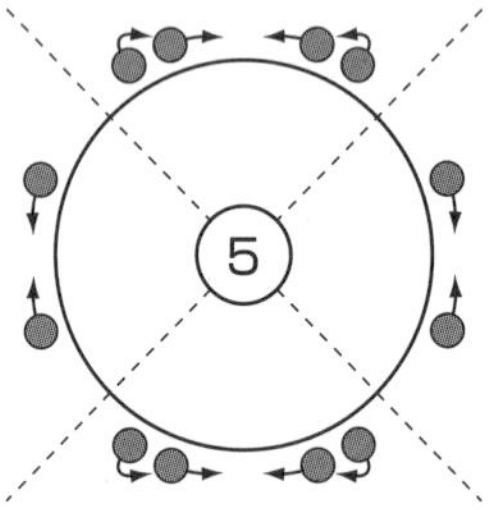

⑤ 前方，右横，手前，左横の糸を取り，それぞれ中心に寄せるように動かし，元の位置に戻します．

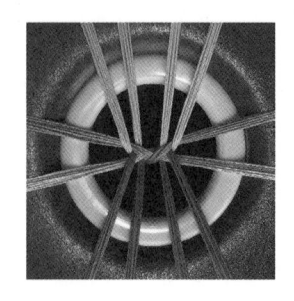

⑤を組み終わったときの組み目

44　組みひも・作業療法への適用法

17. 平唐組（16本）

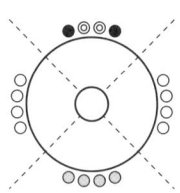

組み糸：1/16（2.7m）— 16本

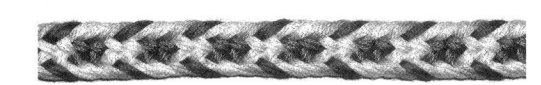

（配色応用例：53頁）

★ポイント★　平唐組（12本）の応用です．本数が多くなるので組み間違いをしないように注意がいりますが，12本に比べそれほど難しくはありません．できたときに達成感があります．

① 右手で前方の中心から左側の糸を取り，右横近方の隣に置きます．続いて，左手で前方の中心から右側の糸を取り，左横近方の隣に置きます．

② 左手で手前の中心から右側の糸を取り，左横遠方の隣に置きます．続いて，右手で手前の中心から左側の糸を取り，右横遠方の隣に置きます．

③ 右横，左横の6本の糸の中心から遠方の糸を取り，それぞれ手前右側，左側に置きます．

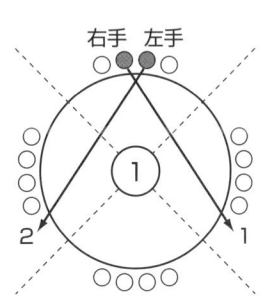

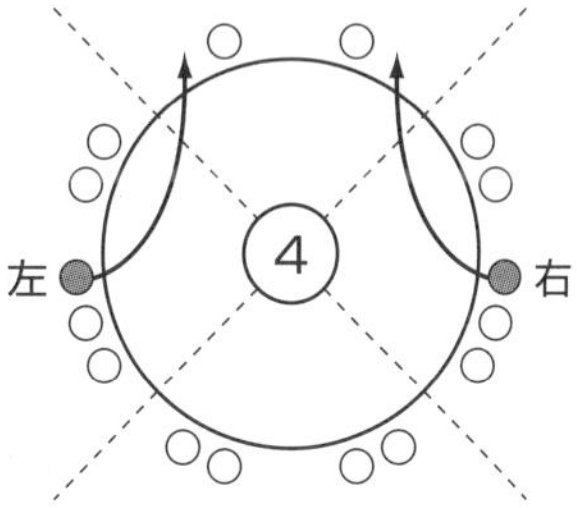

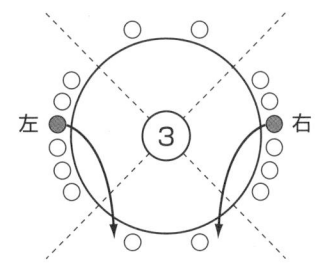

④ 右横，左横の5本の糸の中心の糸を取り，それぞれ前方右側，左側に置きます．

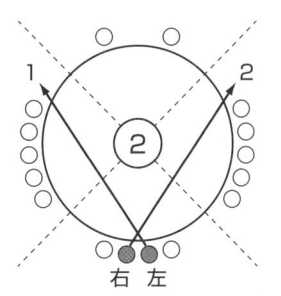

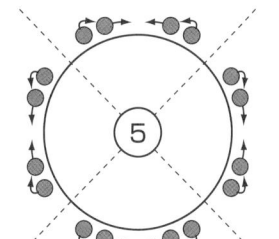

⑤ 前方，右横，手前，左横の糸を取り，それぞれ中心に寄せるように動かし，元の位置に戻します．

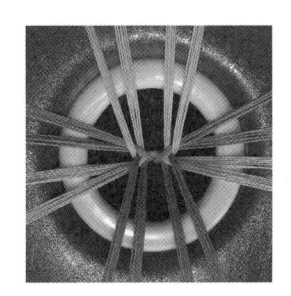

⑤を組み終わったときの組み目

第2章「組みひも」とは　45

18. 絣金剛組（16本）

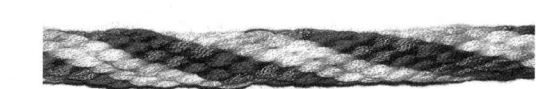

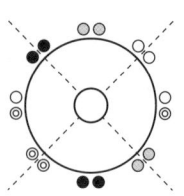

組み糸：1／16（2.7m）― 16本

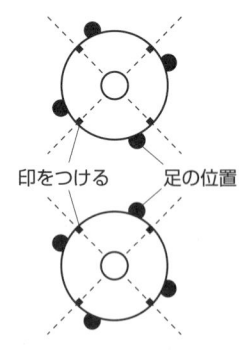

●台の置きかた●
台の脚の位置は左図のように通常置く位置から約23°ずらして使用します．そのため，面が分かるように台の端に印をつけると分かりやすいです．

印をつける　　足の位置

★ポイント★　絣模様をすてきな配色で出して下さい．配色しだいで，派手にも地味にもなります．

右手と左手で同時に糸を取って，動かします．

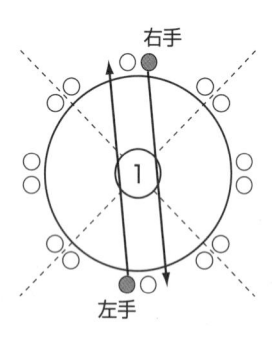

① 右手で前方右側の糸を取り，手前右側に置きます．同時に，左手で手前左側の糸を取り，前方左側に置きます．

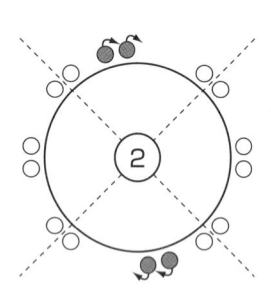

② 前方の糸を右方向に1本分動かし，元の位置に戻します．手前の糸を左方向に1本分動かし，元の位置に戻します．

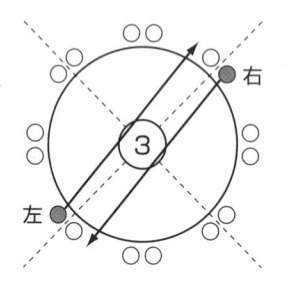

③ 右手で右斜め前方・近側の糸を取り，左斜め手前・近側に置きます．同時に，左手で左斜め手前・遠側の糸を取り，右斜め前方・遠側に置きます．

④ ②と同様に，動かした糸を元の位置に戻します．

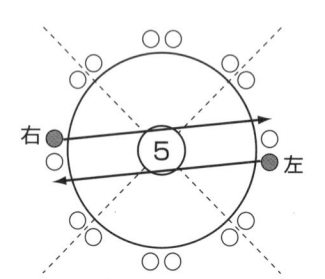

⑤ 右手で左横遠方の糸を取り，右横遠方に置きます．同時に，左手で右横近方の糸を取り，左横近方に置きます．

⑥ ②と同様に，動かした糸を元の位置に戻します．

⑦ 右手で左斜め前方・遠側の糸を取り，右斜め手前・遠側に置きます．同時に，左手で右斜め手前・近側の糸を取り，左斜め前方・近側に置きます．

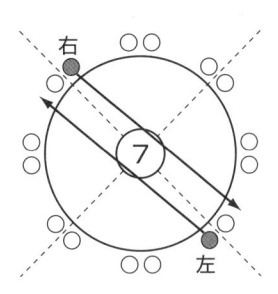

⑧ ②と同様に，動かした糸を元の位置に戻します．

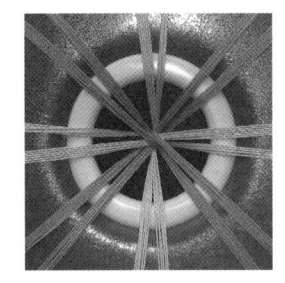

⑧を組み終わったときの組み目

■絣金剛組（16本）の配色応用■

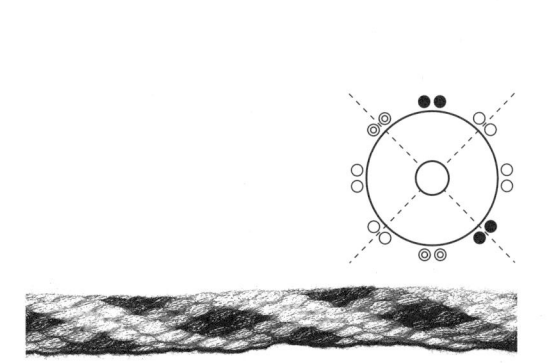

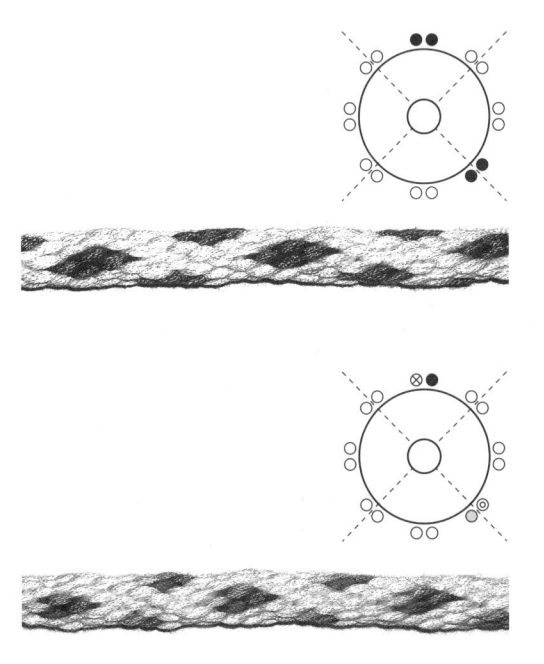

19. 丸源氏組（16本）

組み糸：1／16（2.7m）— 16本

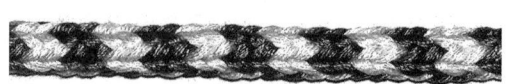

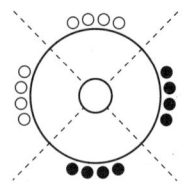

右手と左手で同時に糸を取って，動かします．

① 前方の4本の糸を，それぞれ外側に約2cm動かします．

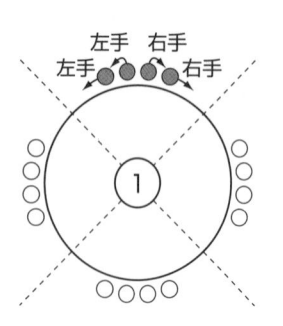

② 手前の両端の糸を，①で中心の2本の糸があった位置に交叉しないように置きます．

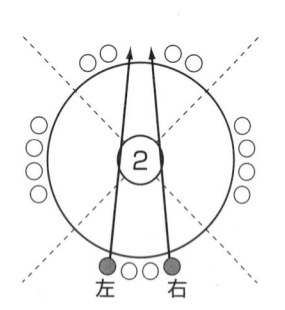

③ 手前の糸を，それぞれ外側に約2cmずつ動かします．

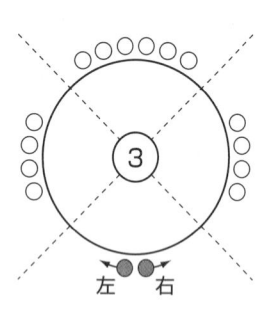

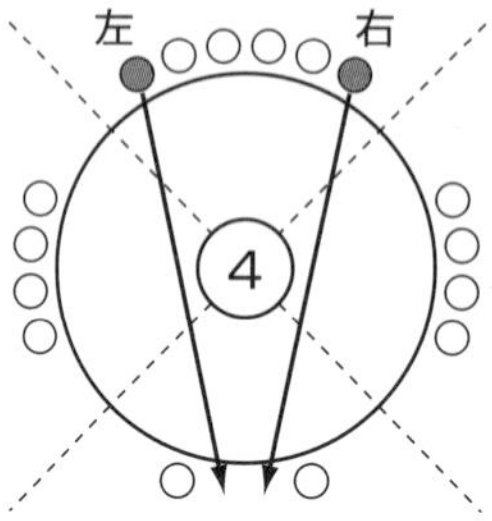

④ 手前の糸の間に，前方両端の糸を，交叉しないように置きます．

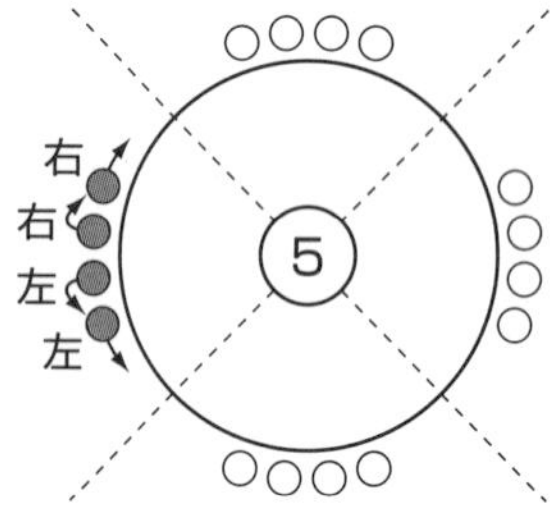

⑤ 左横の4本の糸を，それぞれ外側に約2cm動かします．

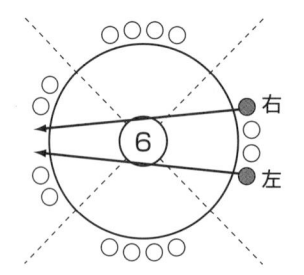

⑥ 右横の両端の糸を，⑤で中心の2本の糸があった位置に交叉しないように置きます．

⑦ 右横の糸を，それぞれ外側に約 2cm ずつ動かします．

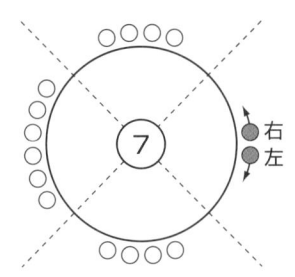

⑧ 左横の両端の糸を，右横の糸の間に交叉しないように置きます．

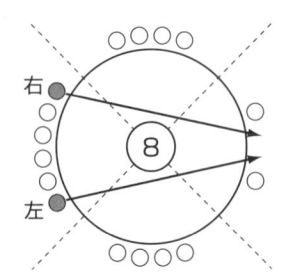

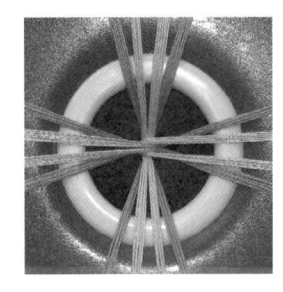

⑧を組み終わったときの組み目

■丸源氏組（16本）の配色応用■

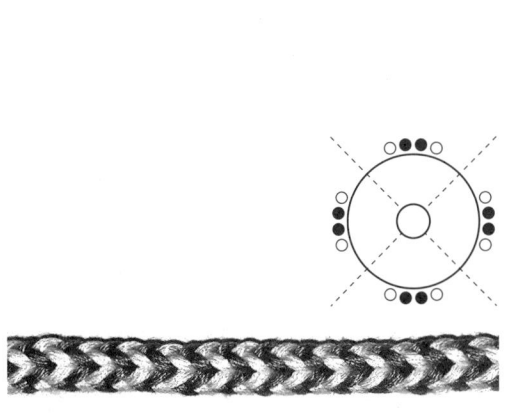

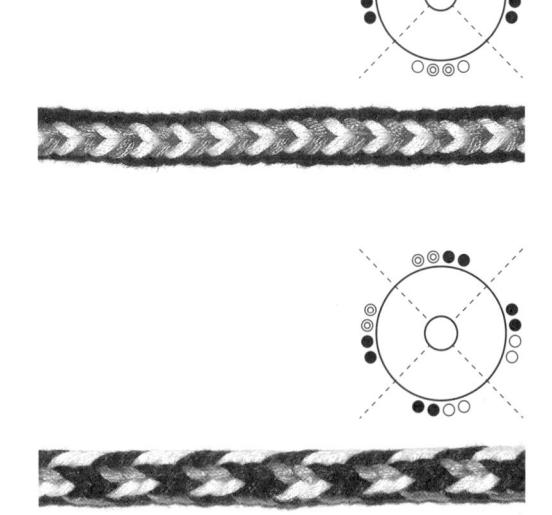

20. 丸源氏組（24本）

組み糸：1／24（2.7m） ― 24本

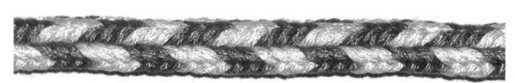

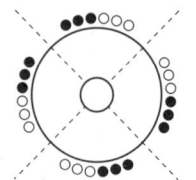

右手と左手で同時に糸を取って，動かします．

① 前方の6本の糸を，それぞれ外側に約2cm動かします．

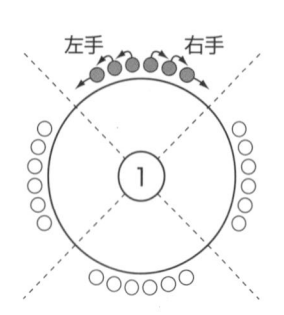

② 手前の両端の糸を取り，①で糸があった位置（中心）に交叉しないように置きます．

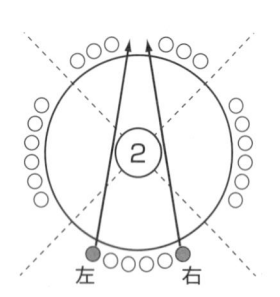

③ 手前の4本の糸を，それぞれ外側に約2cm動かします．

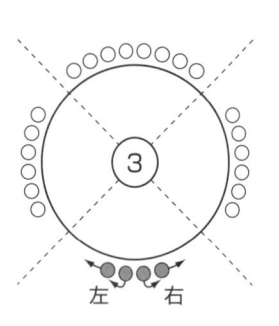

④ 前方の両端の糸を取り，③で糸があった位置（中心）に交叉しないように置きます．

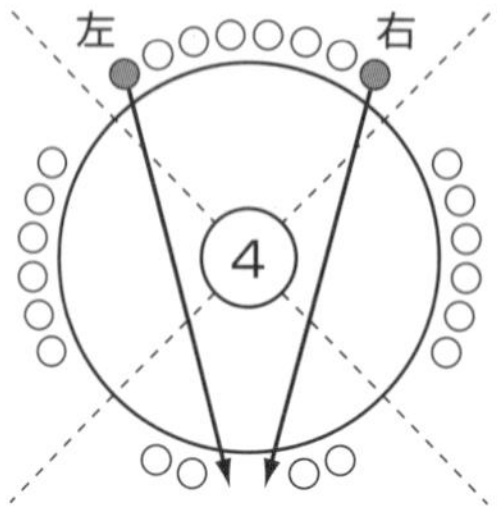

⑤ 左横の6本の糸を，それぞれ外側に約2cm動かします．

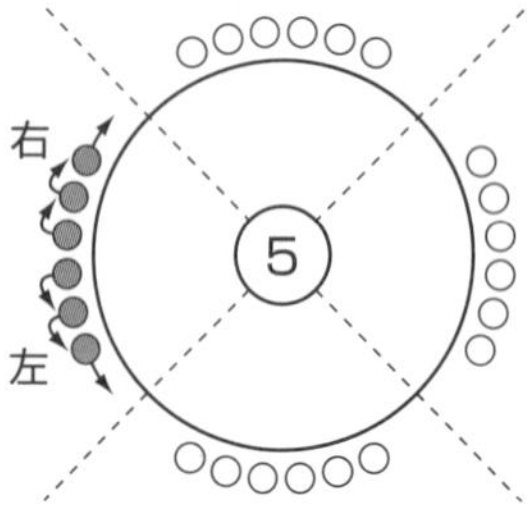

⑥ 右横の両端の糸を取り，⑤で糸があった位置（中心）に交叉しないように置きます．

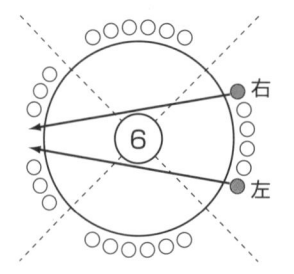

⑦　右横の4本の糸を、それぞれ外側に約2cm動かします.

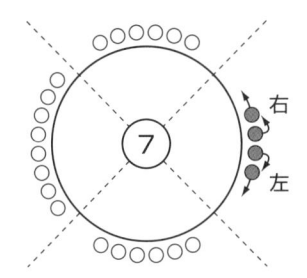

⑧　左横の両端の糸を取り、⑦で糸があった位置（中心）に交叉しないように置きます.

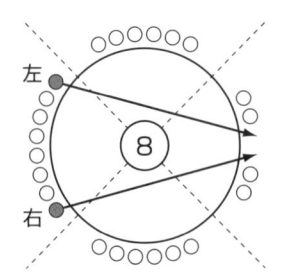

⑧を組み終わったときの組み目は丸源氏組（16本）の組み目（49頁）に準じます.

■丸源氏組（24本）の配色応用■

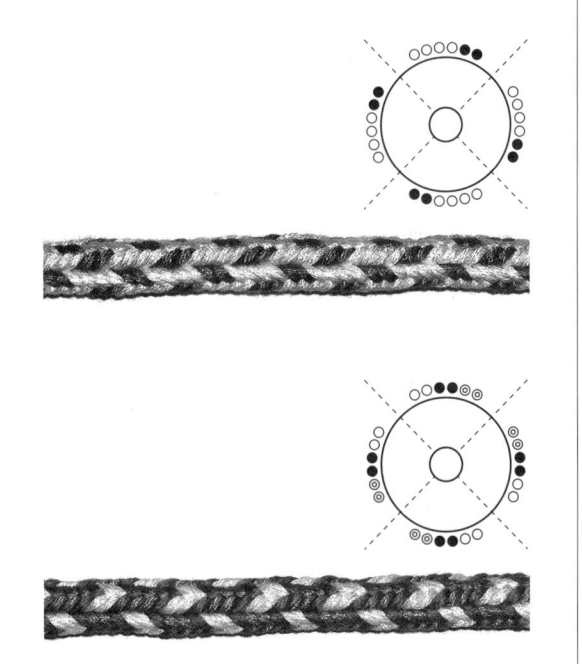

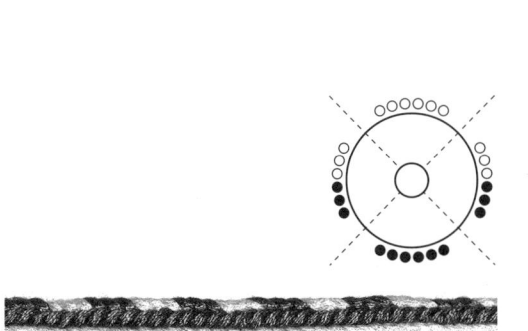

21. うねり金剛組（24本）

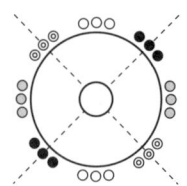

組み糸：1/24（2.7m） ― 24本

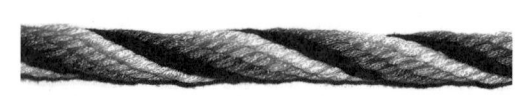

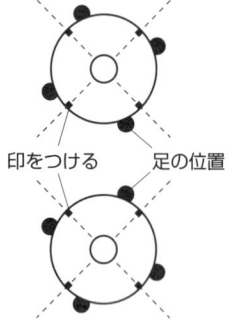

● 台の置きかた ●
台の脚の位置は左図のように通常置く位置から約23°ずらして使用します．そのため，面が分かるように台の端に印をつけると分かりやすいです．

印をつける　　足の位置

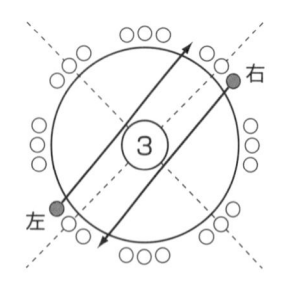

★ ポイント ★　配色により，美しいうねり模様が出来上がります．

右手と左手で同時に糸を取って，動かします．

① 右手で前方右側の糸を取り，手前右側に置きます．同時に，左手で手前左側の糸を取り，前方左側に置きます．

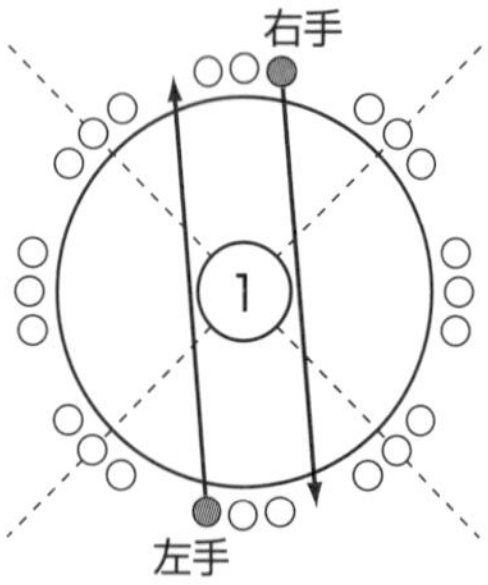

② 前方の糸を右方向に1本分動かし，元の位置に戻します．手前の糸を左方向に1本分動かし，元の位置に戻します．

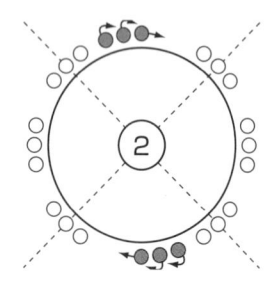

③ 右手で右斜め前方・近側の糸を取り，左斜め手前・近側に置きます．同時に，左手で左斜め手前・遠側の糸を取り，右斜め前方・遠側に置きます．

④ ②と同様に，動かした糸を元の位置に戻します．

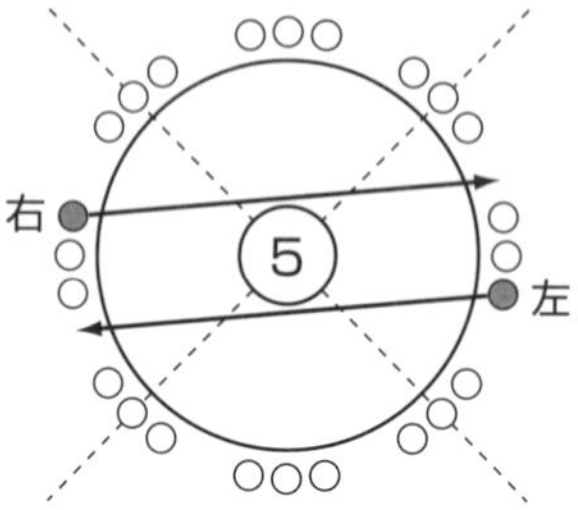

⑤ 右手で左横遠方の糸を取り，右横遠方に置きます．同時に，左手で右横近方の糸を取り，左横近方に置きます．

⑥ ②と同様に，動かした糸を元の位置に置きます．

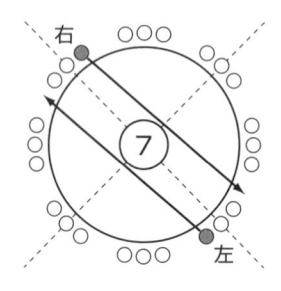

⑦ 右手で左斜め前方・遠側の糸を取り，右斜め手前・遠側に置きます．同時に，左手で右斜め手前・近側の糸を取り，左斜め前方・近側に置きます．

⑧ ②と同様に，動かした糸を元の位置に置きます．

⑧を組み終わったときの組み目は絣金剛組（16本）の組み目（47頁）に準じます．

■平八つ組（8本）の配色応用■

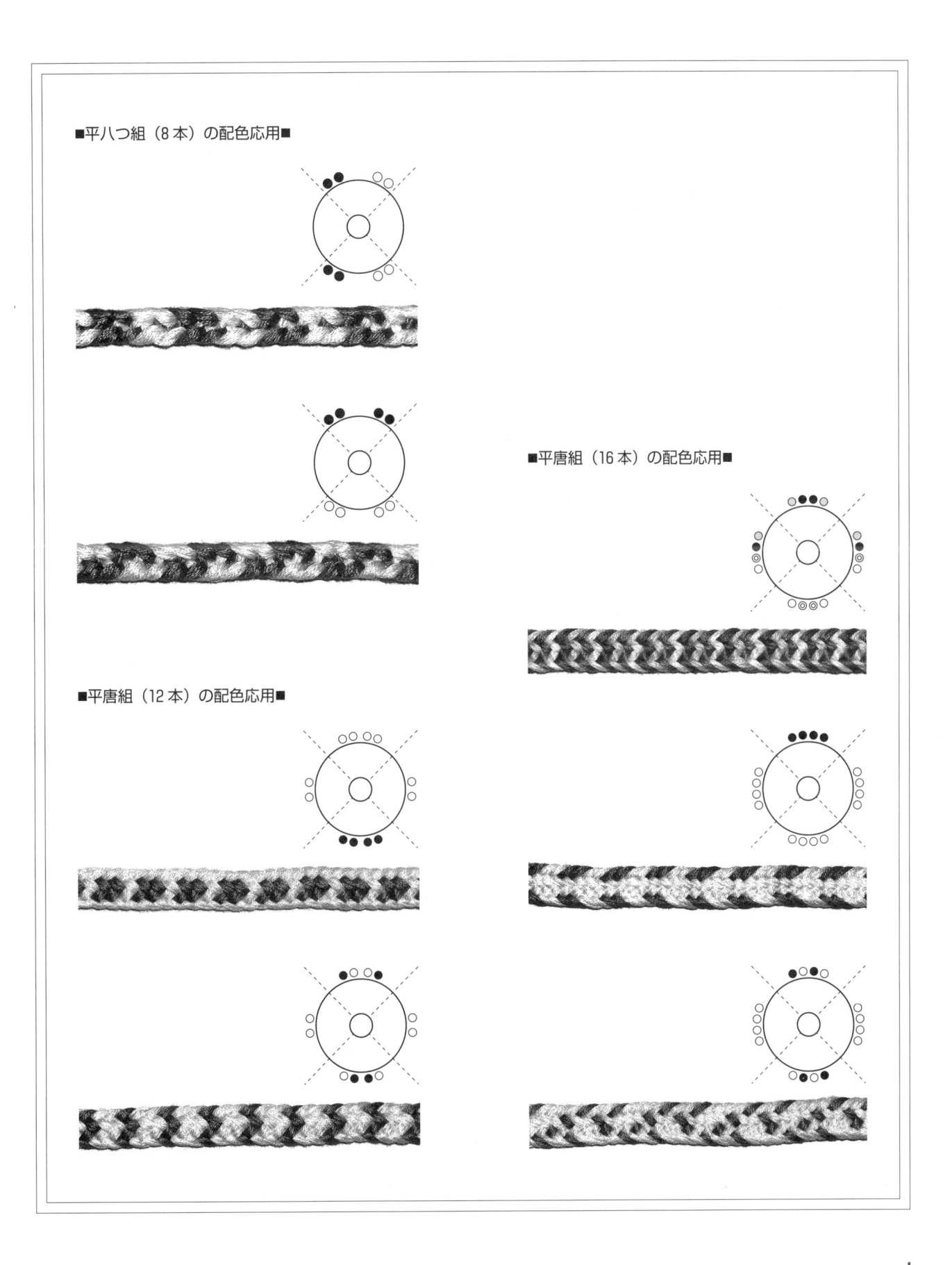

■平唐組（12本）の配色応用■

■平唐組（16本）の配色応用■

第3章 作業療法への治療的適用

1. 組みひも作業の特徴
　　―作業療法の活動として選択するために―

　組みひもを作業療法の治療・援助に用いる作業活動として選択するには，作業療法の目的，発症からの期間，作製者の心理的状態，作業環境など多くのことに配慮しながら選択しなければなりません．そのためにはまず，これらの前提になる組みひも作業の特徴を捉えておくことが必要です．

　多くの特徴をあげましたが，"難易度の段階づけが容易で幅が広い"ことが，治療・援助に用いるときに組みひも作業の最も優れた特徴です．

1）作業の特性と作業工程における特徴

（1）難易度（負荷）の段階づけが容易で，幅が広い

　段階づけの実際については後の章で述べますが（75頁参照），組み方，色糸の色，玉の重さと形，作業姿勢などについて段階づけすることができます．そして，その内容を段階づけることは容易であり，幅が広いという特徴があります．

（2）構成的であり，作業の自由度が少ない

　決められた手順どおりに組んで1本の紐を完成させていく作業ですから，曖昧な点がなく，実施した結果がそのまま現れます．仕上がりに影響するのは，決められたとおりに実行できたかどうかです．その意味では機械的な作業といえます．

　この特徴のゆえに，絵画や陶芸のように創造性や想像力を強く必要としないと考えられます．

（3）修正が容易である

　色糸を切る工程を除けば，やり直しができます．間違いは，ほどいてやり直せば仕上がりに影響することはありません．

（4）間違いが明確であり，見つけやすい

　構成的な作業ですので，決められたとおりに作れば同じ模様（目）が出来上がります．組み方と色糸の色の配色が作製者の力に対応して適切に選択されていれば（作業療法士の援助が適切であれば），間違って組んでしまったときには，作製者は間違いを容易に見出すことができ，自己の行った結果を確認できます．

　また，この特徴は，作業療法士が作製者の力を正確に把握しにくい場合には，作業の仕上がり具合や間違いの傾向と原因を分析でき，対応（代償）方法を探すために有効です．

（5）比較的短時間で，1作品が仕上がる

　個人の能力や組む本数（玉数）によりますが，8本組で1日約1時間の作業時間で，1〜2週間で1作品を仕上げることができます．改善の状態に応じて，次の段階へと進めていくことができます．

（6）過去に行った経験が少ない

一般に広く行われている作業でないため，作製者の過去の経験を考慮せずに，新しいことについての学習能力を評価することができます．

また，作製者の先入観がないので，作業に導入しやすい利点があります．

（7）繰り返しが多い

組む工程は，他の工程と違って，一定の工程の作業を繰り返しながら行っていきます．例えば，出来上がり150cmの"くさり角八つ組"では1模様（1段）組む工程を約300回行います．各繰り返し内の動作手順は，組み方が変われば変わりますので，いろいろ変化をつけられます．

動作の繰り返しが多いため，何回ぐらい繰り返せば作業を覚えることができたかなどにより，新しいことを学習し，記憶する力を評価できます．

また，一定の作業の繰り返しであるため，作業開始からの時間経過による作業耐久力を評価できます．それまで間違いなくできていたにもかかわらず，間違いが見られるようになることがあります．時間経過に伴い，疲労してきたことによります．作業時間を測定し，同一作業における作業耐久力を評価することができます．

（8）繰り返しの中に定期的に他の工程が入る

繰り返し組んでいくうちに，短くなった玉に巻いた色糸を伸ばす作業と，吊り重りが床に着く前に吊り重りの位置を上方に付け替える作業が定期的に入ります．それらのことに気を配りながら作業を進められるかを同時に観察し，評価ができます．

（9）1作品中に所要時間が少ない工程がある（繰り返しの少ない部分と多い部分の比較ができる）

準備と仕上げの各工程では，組む工程とは反対に，繰り返しが少なく，1作品中での所要時間は短くなります．玉数と色糸の長さが同じであれば，どの作品でも準備と仕上げの各工程に要する時間は一定です．このことにより，準備と仕上げの工程と，組む工程との繰り返しの多少の違いによる学習効果を観察し，評価ができます．

2）治療的関わりにおける特徴

（1）自立して，自己学習が可能である

上記1）の（1）～（5），（7）の特徴により，作業に慣れてくれば，自立して作業を進めていくことができます．

（2）作製者が組みひもの作製力を容易に認識できる

上記1）の（1）の特徴によって，作製者はどの段階（程度）までできているかをはっきり知ることができます．組みひも作業を行っている他の作製者と比較するなどにより，自己の組みひもを作製できる力の程度を容易に認識することができます．

この点で，組みひもを作業療法の中で適用するに際して，後に述べてある作製者の"障害の認識"の状態について十分に配慮する必要があります．

（3）作製者と作業療法士との協働作業になりにくい

作製者が上手にできなかった場合に，作業療法士は通常何らかの援助を行います．例えば絵画であれば，一緒に作業をしたり，作品に修正を加えたりしながら，失敗しない（不出来な結果にならない）ように援助し，よりよい作品に仕上げていくことができます．このような援助ができるのは，組みひもの場合，工程の一部分に限られます．例えば，組む色糸の色を決める段階，準備と仕上げの工程です．

一方で，工程の大部分を占める「組む」工程では，失敗（組み間違いや，紐の目の乱れなど）をしたら，紐をほどき修正するしかありません．絵画のように直接手を加え，修正するということはできないのです．作業療法士のできる援助は，間違いが見つかったときに，間違えた部分までほどいて直すことや，紐の目が乱れているのを手伝って直すこと，ねじれているのを直すことなどわずかしかありません．以上の点から，作製者と作業療法士との協働作業にはなりにくいといえます．

ただし，組む段階でどうしても間違いのなくならない

人には，作業療法士が作業中に適切に介入し，援助することができます．作業を開始したときには一緒に工程を確認したり，作業を見守り，間違えそうになったら合図して注意を喚起する，集中力が落ちているときは休憩を促す，色糸をほどくときに手順を教えるなどの援助により，過度に失敗させることなく，作業を成功に導くことができます．

3）治療的適用範囲の広さにおける特徴

（1）片手で特殊な道具を使わないでできる反面，両手を同等に使える

工夫した方法を用いれば，全ての工程を片手で行うことができます[注]．

片手に障害がある場合，健側の手での片手動作の学習に使うことができます．片手動作の応用範囲を高めるにはできるだけ特殊な道具は使用しないでできるようになるのが望ましいので，これらの工程では特殊な道具は使っていません．一部の組み方を除けば，ほとんどの組み方は片手ででき，仕上がりにも問題がありません．

また，本来，組みひもの組む動作は，左右の手をバランスよく，同じ頻度で使用するようになっています．手に障害のある人は両手で作業ができても，両手を全く同じ程度に使用するのは難しいといえます．患手が少し使える人は，一部分その手で行い，もう一方の手と一緒に使いながら組んでいくこともできます．そして，使いにくい患手を使うことを少しずつ増やしていきます．

さらに，高次脳機能障害がある人では，一度に多くのことを学習するのが難しい面があります．したがって始めは片手での組み方を使って覚えていくのがやさしいので，まず健手または利き手のみで行います．次に患手のみで，それから両手で交互に行います．最後に両手を同時に協調して，というように段階的に動作の学習を進めていくことができます．

　　　（注）房を作る工程や台への取りつけの工程は，他の工程に比べ難しく，工程の中でも難易度に差はあります．

（2）巧緻性の低下があっても作製できる

工夫した方法を用いることにより，指先の細かな動作が少しできなくなっていても，組みひもを作ることができます[注]．特に作業の中の大部分を占める組む工程は，失調がかなり強い人でも行うことができます．

　　　（注）ただし，房の始末は最初の頃はかなり難しく，習熟が必要です．

（3）上肢や手指の筋力が弱く，関節の可動域制限があっても作製できる

台の大きさや，玉の重さを調整することによって，筋力の低下や，関節の可動域が狭くなっている人でも行うことができます．

（4）視力に障害があっても作製できる

準備と仕上げの工程の多くは，援助を必要とします．しかし，台に印をつける，手順や色糸の配色を工夫するなどして，作業の大部分を占める組む工程は，視力に障害があっても自力で行えます．

4）準備，実施環境における特徴

（1）道具と材料が安価であり，どこでも入手できる

特に，作製者が自宅で行う場合は大切な要素です．材料は季節の終わり頃に買えばもっと安く手に入ります．

（2）いつでも作業を開始でき，停止・再開も簡単である

材料と道具が揃っていれば，特別な準備なしに作業を開始できます．また，必要に応じ停止したり，再開したりすることが簡単にできます．

（3）広い作業空間を必要としない

作業空間として，準備と仕上げの段階では，机上での広めのスペースを必要とします．しかし，組む段階では，特に机は必要とせず，椅子と組みひも台，手順図を置く台などが配置できる空間，手を動かすための空間があれば行えます．これらの動作を行うにはそれほど広い空間を必要としません．

2. 作業療法の目的としてどのように使えるか

　組みひも作業を治療・援助のための作業活動として使用したときに，どのような効果が期待できるのか，つまりどのような目的を設定して組みひも作業を選択するのかについて述べていきます．

　作業療法における手工芸の用い方として，作製の工程の一部分を利用することがありますが，ここでは主として作品を作り上げることに重点をおいて分析します．

　実際に組みひもを使用する際には，既に述べたように組みひもを作製する過程で得られる効果は一つではなく，いくつかあります．したがって，対象者の治療・援助の目的によって，次にあげる目的をいくつか組み合わせて治療・援助計画（プログラム）を立てます．この結果，いくつかの目的が同時に得られます．

1）治療・援助・評価手段として使う

　作業を治療・援助の手段として用いていく中では，作製者には自分の行った結果を確認しながら作業を行っていってもらいます．作業がうまくできない場合は，原因を探し，対応策を考え，方法を変更しながら作業を進めていってもらいます．この過程で，結果の確認・フィードバックがなされます．同時に作業療法士は，作製者の様々な機能についての定型的でない形での評価，つまり観察による評価も併せて行うことになりますので，この点も加えて述べていきます．

　なお，実際に作業療法計画を立てるときには，各項目の後に「改善」，あるいは「維持」，「評価」という言葉を加えます．

（1）身体（運動）機能
①座位姿勢保持・バランス・耐久力
　座位で上体（体幹）を，ほぼ直立位に保持しながら手を動かして色糸を組んでいきます．
　組みひもを作製する工程の中で，組む工程が最も多いので座位姿勢や，座位バランス，座位耐久力の改善に効果があります．

　背もたれつきの椅子に座っていても，組む色糸を前方に，あるいは前方から手前に動かす動作（玉でなく，色糸を持って動かします）時には，椅子の背もたれから上体（体幹）を離して，手を伸ばしたときにさらに上体を少しだけ前に倒して色糸を組んでいきます．そして，慣れるにしたがって，他の位置へ色糸を動かすときにも，上体を背もたれから離したまま行うようになっていきます．体幹を絶えずわずかずつですが前後左右に動かすので，体幹や臀部の筋収縮が得られ良い座位姿勢を促すことができます．

　失調があるなどして座位が大変不安定な人が組む場合には，車椅子に座って上体を背もたれにつけた状態で，台のどの位置でも手が届くように設定します．それにもかかわらず自力で上体を起こしてきて色糸を操作することが多く見られます．人が何かに（この場合は組みひも）働きかけようとする，何かを作ろうとするときに自然に現れる状態（力）だと思います．作業療法では，この力を引き出して援助・治療手段として用いてきています．

　また，座位が不安定な人には，椅子の横に机を置きすぐつかまれるようにしておくなど，安心感を持って行ってもらえるように工夫します．

②立位姿勢保持・バランス・耐久力
　立位で行うときは，組む工程では，立った状態を続けながら色糸を組んでいきます．色糸を組んでいる間は，全く支えはありません．上体は手の動きにつれて，わずかに左右前後に動き，下肢は体重を支え，左右の足に体重がかかります．立位で軽作業をする人の姿勢保持や，バランス，耐久力の改善に効果があります．

　また，立位が不安定な人や，立位を保っているのが不安な人，疲れやすい人には，近くにつかまれる物を置いたり，いつでも座れる状態にしたりして行います．

③片手動作
　全工程を，工夫した方法を用いることによって，片手で行うことができます．いろいろな動作が含まれていますので，多くの動作を習得できます．

④両手動作

組む工程は，左右の手を均等に動かして，組んでいきます．片方の上肢に障害が生じたときに，回復してきても，左右の手を均等に動かしていくのは大変困難です．両手を使った動きを作っていくという点で効果があります．

(2) 高次脳機能

①学習と記憶

自分の手を動かし，手順を理解し，作品を作ることを覚えていくという過程は，技能の記憶（手続き記憶）とよばれています．組みひも作業で組み方を学習する工程は，この技能の記憶といえます．手順が覚えられず，手を動かすたびに手順図や目印（視覚的手掛かり）に頼っていては作業が進みません．そして，次回に行う際は，学習したことを正確に思い出し再び同じように行えることが必要です．

②空間認知

正確に色糸を組んでいくためには決められた位置に色糸を置いていくことが必要です．台の上には印はなく，台全体を見わたし，決められた位置であるか確認しながら色糸を置きかえていきます．手順を覚えていても，位置がずれてくると（位置決めの不正確さ），隣の色糸との混同が起こり色糸を取り違えてしまいます．半側空間無視のある場合は，台全体への配慮に欠け，一部分しか把握していないのでその方向へ色糸を持っていくのを忘れてしまい手順を飛ばす間違いが起こります．

また，組み方は同じでも，組む本数が増えると（例：くさり角八つ組－8本，丸源氏－16本），取り間違いが増えてきます（刺激密度の増加，鎌倉，1986）．組み上がった紐を見ることによってこれらの障害による間違いであることがほぼ推測できますが，実施している場面を観察してどのように間違えるかを評価する必要があります．そして，間違いを指摘し，修正を促していきます．

③行為

多く見られる行為の障害は，道具を上手に使用できないことです（失行症）．重度の場合は道具の使用法が分からないこともあります．また，色糸をどのように操作したらよいか分からないことも見られます．実際に作製者の手を持って，一緒に道具を使用したり，色糸を動かしたりしてみます．意図的な動作ができないため手を一緒に動かすことができないこともあります．このときは作製者に道具や色糸を動かしてもらい，上手にできたときに合図をすることなどにより作業に慣れてもらい導入していきます．そして，その過程を評価します．

また，麻痺の軽い作製者に見られる両手使用の問題があります．右手のみ，左手のみと，一方の手のみで行えば，間違いなく組んでいけるのに，両手を同時に使用すると，組めなくなったり，間違いが増えてきたりすることがあります．行為における左右の脳の連絡（連合）の障害によると考えられます．特に，左右の手が反対の動き（例：一方が引く，もう一方が伸ばす）をする場合に顕著になることが多くあります．組み方をよりやさしいものに変えて行ったり，片手ずつ交互に使用したり，片手使用と両手使用を組み合わせて少しずつ両手使用の部分を多くしていくなどして，両手での作業ができるようにしていきます．

なお，作業中見られる作製者の姿勢の特徴として，背もたれから背中を離していることが多く見られます．このことは他の場面では恐怖感を訴え背もたれに寄り掛かっている作製者にも見られます．人が主体的，積極的に対象に向かうときに見られる姿勢が本作業で強く現れる結果と考えられます．

④言語

どの手工芸についても言えることでしょうが，言語的（口頭や文字）に教示したことを，作製者が実際に行いますから，教示が理解できているかどうかを，目で見て確認できます．また，言語での指示理解に代わる方法を工夫し，その方法が有効かどうかを確認できます．

⑤注意

特に組む工程では注意を集中して行う必要があります．組む手順が一巡するまでは手を休めないことが大切です．途中で気を散らすと次にどこから組むかが分からなくな

ります（注意の持続性・選択性）．

組んでいくと，色糸の長さが短くなり，玉が台に触れる前に玉に巻いてある色糸をほどかなければなりません．また，組んだ紐が長くなり，吊り重りが床に接触する前に，忘れずに吊り重りの位置を上方に付け替えるように注意する必要があります（注意の分配性・転導性・多方向性・容量）．

⑥遂行機能──計画性と問題解決

作製者はどのような組みひもを作るか，組む本数や色などを作業療法士と相談しながら決め，実施していきます．工程が明確ですので，そのとおり進めるように計画しながら行っていけばよいので，計画性という点では容易な作業であると考えられますが，行えるかどうかを確認していきます．

また，援助者によって教示される組み方の手順は，覚えやすいように，間違いが少なくなるように工夫されています．その反面，効率が悪いという欠点のある手順もあります．この場合，繰り返し組んでいくにしたがって作製者自身で考え，工夫して手順を変えて行うことが見られてきます．例えば，くさり角八つ組を片手で行う場合，通常はAの方法（22頁）を教授します．この方法は色糸を取って移したことが分かりやすいので，初めての作製者に教示する場合は，この方法を用います．しかし，慣れてくるとBの方法を自主的に用いる人がいます．Bの方法は，移した色糸を置いた後にすぐ隣の色糸を取って移せるので効率的です．しかし，既に述べたとおり間違いが起こりやすいのです．より効率がよく，間違えないで行える工夫であれば，問題解決の能力があるといえます．反対に間違いが増えたり，効率が悪くなったりするようであれば，指摘・修正する必要があり，何回行っても教えられたとおりにしかできない場合は（工夫しても効率よくできなかったり，間違ってしまったりして，結果としてそうなる場合も含めて），この能力に問題があると考えられます．

さらに，実施している途中で，間違いが出現したり，やり方が分からなくなってしまったりすることがあります．間違いに気づき自ら直す，あるいは作業療法士を呼ぶ，手順図や教本を見て手順を確認するなど，自らの問題を見出し対応ができるかどうかも問題解決能力として大切な点です．

⑦色と数の認知

本作業では組む色糸の配色は仕上がりに影響しますので，色を認知できているかは大事な要素になります．色糸の色やその微妙な差が認識できているかは選択していく過程で確認できます．色を認知できない場合は援助しながら行います．

また組む本数や，採寸する際に1つの玉につける色糸の本数，手順などで数を使用することが多く，数についての認知する能力の確認と練習をすることができます．

⑧練習中にできる高次脳機能の評価のまとめ

A．基本的な難易度については，組み方（種類，本数）と配色，

B．手順を理解し，一人で遂行できるようになるまでに必要とした教示の方法（口頭，位置の指示，手順図等），

C．遂行できるように必要とした手掛かり（代償手段）の種類と内容，

D．学習するまでの所要時間，

E．施行の間隔が空いた場合の記憶力（想起，再生）と再学習のために要した時間と方法については，いったんは自力でできるようになったが，数日間隔を空けたら忘れてしまった，その際，前回と比較して少ない教示（学習）時間や方法等で可能になった，などの再学習の結果，

にしたがって評価することができます．

学習能力の低い場合は，同一作品を再度作ってもらい，前作の結果と比較することもできます．

（3）心理的機能

作品が出来上がり，作業が形として残ります．その結果，完成できたことへの満足感，達成感が得られます．作製する過程で困難なことが多かった人ほど出来上がった作品への愛着は強いようです．仕上げることを楽しみにして作業を行っていく人も多くいます．

また，障害を持ったために何もできなくなってしまったと思っていた人には，何かできることが分かり満足感が得られ，障害によって失われていた自信を取り戻していくきっかけになります．

作品を見た家族，友人などから賞賛を得られたことが励みになるということもあります．

（4）障害の認識と受け入れ：自己の作製力を客観的，視覚的に捉えられる

作製者が作業を行った結果がはっきりと現れます．作製者はその時点での自身の障害（特に，高次脳機能障害）の状態を客観的，視覚的に明確に知ることになります．作製者が障害のある状態になったことを知って，そのことをどのように受け止められるかは個々人によって大きく異なります．

障害のある状態になったことを受け止め，自身のできる範囲を知り，その後の生き方をどのように構築していくかを考えていく方もいます．反対に，障害のある状態になったことを受け止めることができずに，作業を行った結果を認めずに，できなかったことに対して様々な理由づけをする方もいます．作業療法士は作製者のこのような状態を知り，その後の治療・援助に生かしていくことができます．

（5）作業遂行機能

先に述べた様々な機能の障害の結果として，作業を遂行し，完成あるいは達成していくことに影響を及ぼしてきます．作業を遂行し，達成していく過程で要求される能力としては，①作業耐久力，②作業スピード，③正確性（間違い，仕上がり）の3つの要素があげられます．

①作業耐久力

作業をどのくらいの時間行うことができるかについて判断します．連続して作業を行える時間，あるいは休憩を入れながら作業ができる時間です．後の場合は，休憩時間と作業時間，経過を記録しておく必要があります．

②作業スピード

どのくらいの速さで行っていけるかについて判断します．特に組む工程は繰り返しが多いので組む速さ（一定の時間内に組めた段数）を評価しやすいです．

③正確性（間違い，仕上がり）

間違いがなく，仕上がりがきれいな作品が作れるか，について判断します．既に述べた方法を用いて手順どおりに間違いなく行っていくことができればきれいな仕上がりになりますので，形を整えるような仕上がりについての能力は判断できません．しかし，複雑な組み方になると台上に色糸を置く位置が不正確であったり，色糸を基本の位置に戻さないで組んでいってしまったりすると，平たく仕上がる紐では紐がねじれてしまう，紐の幅が均一にならないなどの仕上がりになってしまいます．

また，色彩感覚の優れている作製者では，見映えの良い作品を作ることができ，仕上がりは良いといえます．

なお，正確性は，作業の難易度によって規定されてきます（75頁，「3.作業の段階づけ」参照）．

④総合能力としての作業遂行機能

作業遂行機能の3つの要素は互いに関連しており，総合能力として捉えることが必要です．また，作業の難易度に応じて捉える必要もあります．

やさしい組み方であれば，間違いなく，あるいは間違えても自ら修正して長時間作業を行うことができます．しかし，作業の難易度が上がり難しくなれば間違いなく作業を続けることのできる時間は短くなります．

スピードについても間違いとの関連で評価していく必要があります．大変速く組んではいくが間違いが多い人がいます．間違いを起こす可能性を意識せずに作業を行い慎重さに欠けることが原因であったり，スピードをコントロールできないことが原因であったりします．

作業が多くできたとしても，間違いがあっては作品の価値はなくなってしまいます（間違いが目立たない色糸の色や，組み方であれば何とか作品になりますが）．それゆえに，これら3つの能力の中では正確さが最も大事なポイントと考えられます．

また，総合能力ですので様々な機能の一部のみに障害があっても，成績（能力）は劣ることになります．標準化されたテストでは比較的良好な結果を示していても組

みひもの作業遂行能力が劣る人がいます．既存のテストでは評価しにくい作業耐久力や，長期記憶，技能の記憶などが関与していることによると考えられます．反対に，組みひも作業は比較的良くでき問題点がないが，標準化されたテストの得点が低いことがあります．この場合は，社会復帰の際に問題が少なく，自己の障害をよく自覚し代償していると考えられます．このことから本作業で発揮される能力は社会生活上必要な能力を反映していると考えられます．

組みひも作業検査と日常生活活動（以下 ADL）を比較した研究では，ADL の結果と組みひも作業検査で示された作業遂行能力に関連が見出されています（松村，2000）．

2）評価基準として使う

（1）組む工程のみを用いた検査方法

くさり角八つ組の組む工程のみを用いて作業遂行能力検査を作成しました（66〜69 頁参照）．この検査は口頭での教示と実演のみで行います．片手のみ使用の脳卒中片麻痺者について，ADL が自立して家庭で数時間の留守番ができる能力まで測れます．また後述しますが，導入時の適用を決定する際の参考になります（72 頁，「3）組みひもによる作業遂行能力検査の実施」参照）．

（2）職業前評価

職場復帰した人の作業能力をみたとき，復職後に事務作業を行う場合，基本的な組み方をいくつか経験した後に，組む本数が 16 本の組み方までなら，一般の人が使う手引き書を読んで理解し，間違いなく組めています．このことから事務職として職場復帰する場合は，この程度のことができる能力が必要であることが推測されます．ある程度の学習の後に手引き書を見て独力で作業を遂行していく能力を測れます．

3）退院後，家庭での活動として使う

退院後に家庭で行う活動として勧めて成功している人を集約してみると次のような特性のある人があげられます．

- 受障前に手作業が好きであった人．
- 上肢の巧緻性が低く，筋力が弱い人．
- 移動能力が低く外出が一人でできないが，日中何かをして過ごしたい人．

これらの特性は，組みひも作業が，手作業を好む様々な障害のある人に適用できるという利点によっていると考えられます．

4）繰り返しが多くある作業の意義

（1）学習効果を評価できる

同じことを繰り返して作業を行っていきますので，どの程度繰り返して行えば正確に覚えていけるかを評価できます（「1），（2）高次脳機能　①学習と記憶」参照）．

（2）疲労の影響を評価できる

同じ作業を行っていきますので，作業の内容が変化しない状態での疲労の程度や，疲労による間違いの出現，間違いの数の増加など高次脳機能に及ぼす影響を評価できます．

（3）作業耐久力を評価できる

（2）とも関連してきますが，身体機能面，高次脳機能面での作業耐久力を評価できます．

（4）飽きにくい

繰り返しの多い組む工程においては 1 段の中の手順が多くあるので複雑な作業になり，緊張感があり，飽きにくい作業です．

また，同じ組み方でも，色の配置，使う色，素材などによって，出来上がりの雰囲気が大きく変わり，新鮮に感じられます．

作業遂行における3次元モデル：作業遂行能力（達成度，処理容量）
―ある作製者のある時点のできる範囲―

　作業遂行機能については，作業耐久力（作業時間），作業スピード，正確性の3つの視点から考えられることを述べましたが，作業を遂行していく能力（作業遂行能力），あるいは達成した状態からこの機能を考えてみます．

　正確性は実施している作業の質（作業の難易度）によって規定されますので，作業の難易度として表します．作業の難易度は本数が基本的な目安になりますが，組み方や色糸の組み合わせ方などによっても難易度は変わってきます．個人の中ではかなり正確な難易度の段階づけができます．作製者間では既に学習してきた組み方にもよってきますので，比較するのはやや難しくなります．

　作業スピード，作業の難易度（正確性），作業時間（作業耐久性）を，X，Y，Z軸にとって，掛け合わせ，3次元の立方体の体積で表すことができます．

　すなわち，「作業スピード×作業の難易度×作業時間」の体積（容量）で作業遂行能力，あるいは達成した状態（作業達成能力，達成度）を表し，「作業遂行における3次元モデル」と名づけました．作業遂行能力を視覚的に捉えることができ，分かりやすいと考えます．

　また，この立方体は治療場面で見るなら作製者への作業負荷量になります．作業療法計画を立てる際には，この3つの要素を上手に組み合わせながら，機能の回復を図ることが大切になります．

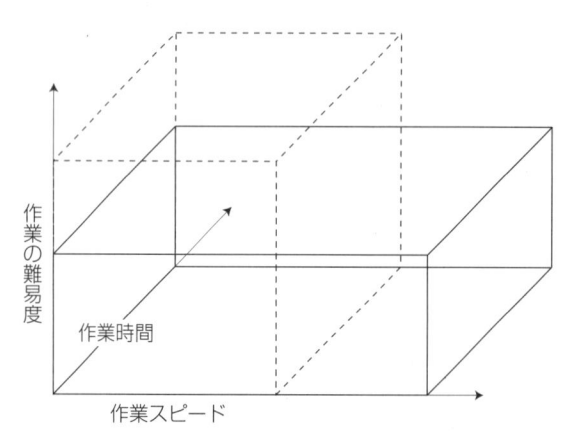

図A　ある作製者の作業時間を同じにした場合の作業達成度（作業遂行能力）の比較：難易度の高い作品を間違いなく組める作製者の例

難易度の高い作品では，スピードが落ち，組める段数も減少します．直方体の中の容積を個人が行った作業量（作業の処理容量）と考えれば，達成度に変わりはありません．

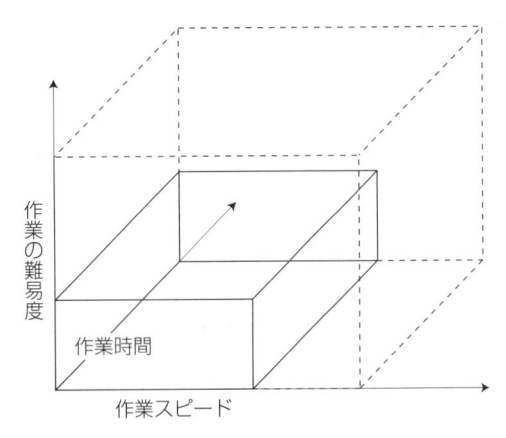

図B　同じ種類の作業を実施した場合の決められた同じ時間作業を行える2人の作製者の作業達成度（作業遂行能力）の比較

Aさんの作業達成度（小さな直方体）はBさんの作業達成度よりスピード，難易度の点で劣っており，処理できる容量が小さくなります．

効率と価値：これらの図では効率を基準に考えているように見えるかもしれません．職業復帰などでは効率は評価基準として重要な要素になります．

　しかし，作製された"もの"や，行為を評価するには，いろいろな考え方があります．一つは既に述べたように作製したり，行ったりする際の難しさや，仕上がりです．他には，ものや行為の価値があります．ものの価値は市場価値が最も一般的です．

　しかし，価値はそのものを見たり，手に入れたりする個人によって大きな差がありますし，時代とともに変化をしていきます．心や手間をかけ，苦労や喜びを感じながら作った品物には愛着があります．一生懸命作ったものや，思い出のあるものは，その人にとってはかけがいのないものです．

　例えば，これらの図の作業の難易度の軸を「価値」に置き換えてみることもできます．ある作業を別な人が行った場合，個人によりその作業の価値が違っていれば，価値の大きな人には軸の長さが大きくなり，容量は大きくなります．この軸をその他の名称にも適宜置き換え，当てはめてみて下さい．

組みひも作業検査

　組みひもの作業工程のうち「組む」工程のみを行います．組み方は障害者にとって最もやさしいと考えられる「くさり角八つ組」を用います．

I．検査用具（図1）

（1）検査用の台：2組用意する．
　① 台の構成：以下に記す（詳細は5頁参照）．
　　a．組み台：高さ 67 cm．
　　b．玉：単1乾電池（100 g）に工夫したもの8個．
　　c．組む色糸：互いに組む色糸は同色の綿糸（青と橙）であり，各色糸には色の判別には影響しないが，組んだ色糸を後で識別できるように違う色の細い毛糸を加えてある．これにより，採点時に色糸の取り間違いの判別が明らかになる．
　　d．中心に吊るす重り：重さ 300 g．
　② 台の設定：
　　　台上に図のように組む色糸と重りをセットし，色糸の長さは台の端より玉の上まで 15 cm にする．一台は予備として，糸端の長さが約 5 cm になった時点で検者が交換して用いる．

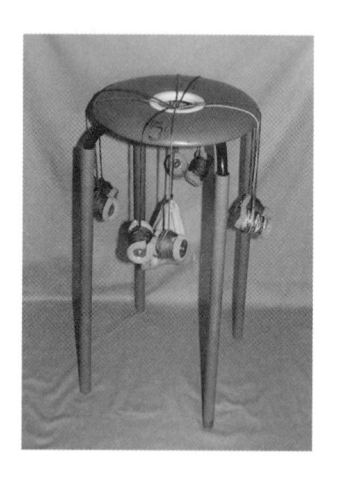

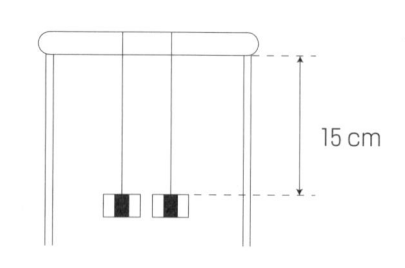

図1

（2）ストップウォッチ
（3）記録用紙

Ⅱ．方法

（1）姿勢：椅座位で実施．
（2）検査環境：通常の訓練室などの環境（室の片隅のやや静かな環境）で行う．個室では行わない．
（3）使用手：両手または片手．使用手の選択は被検者に任せるが，練習中に両手の使用が困難であれば，片手で行う．
（4）検査用の台の設置：被検者の正面に置く．
（5）時間：15分．
（6）組み方：くさり角八つ組．

Ⅲ．施行手順

（1）検査の説明：

検者は"これから組みひもを組んでいただきます．どのくらい正確に速くできるかを検査します．"と説明する．

（2）手順の教示：

被検者に口頭で説明しながら実際に2段組んでみせる．

《両手の場合》（20頁参照）

① 前方の2本の色糸をそれぞれ外側に約2cmずつ動かす．
② 手前の色糸2本を同時に取り，前方にある2本の色糸の間に，交叉しないように並べて置く．
③ 前方の外側の色糸を同時に取り，②で色糸があった位置に置く．
④ 非利き手側と同じ側にある（左あるいは右側の）2本の色糸をそれぞれ外側に約2cmずつ動かす．
⑤ 利き手側の色糸2本を同時に取り，非利き手側にある2本の色糸の間に交叉しないように並べて置く．
⑥ 非利き手側の外側の色糸を同時に取り，⑤で色糸があった位置に置く．

これで1段が終わる．

《片手の場合》（22，23頁参照）

① 前方の2本の色糸をそれぞれ外側に約2cmずつ動かす．
② 手前の色糸2本を1本ずつ取って，前方にある2本の色糸の間に，交叉しないように並べて置く．
③ 前方の外側の色糸を1本ずつ取って，②で色糸があった位置に交叉しないように置く．
④ 患側と同じ側にある（左あるいは右側の）2本の色糸をそれぞれ外側に約2cmずつ動かす．
⑤ 健側の色糸2本を1本ずつ取って，患側にある2本の色糸の間に交叉しないように並べて置く．
⑥ 患側の外側の色糸を1本ずつ取って，⑤で色糸があった位置に交叉しないように置く．

これで1段が終わる．

（3）練習の実施：
　① 被検者に練習として5段組んでもらう．
　② 間違いがあった場合は，そのつど指摘し，修正してもらう．
　③ この段階で被検者が手順をほぼ理解できたことを確認する．

（4）検査の教示：
　① 検者は中心の組んである紐の組み目の開始位置に印をつけ，台から下がった色糸の長さが15 cmになるようにする．
　② 次に"間違えないように，できるだけ多く，終わりと言うまで行って下さい．途中で質問はしないで一人で考えて行って下さい．どうしても分からなくなったら言って下さい"と教示する．"では始めて下さい"と告げた後，ストップウォッチで時間を計り始める．

（5）検査の実施：
　・15分間行う．
　・途中で台から下がっている色糸の長さが5 cmになったら，すばやく予備の台に取り替える．
　・検査中，検者は被検者を緊張させないために少し離れたところから観察する．

Ⅳ．中止条件

　・練習で教示が理解できず，色糸を組めない場合．
　・検査の途中で，頻回に援助を求める，検査に集中できない，間違いが著しく組み目にならないなど，これ以上課題の実施が困難と判断された場合．
　ただし，最低3分間は実施を試みる．

Ⅴ．記録と採点法：以下の内容について，記録用紙に記入する

（1）作業時間：中止した者については実施時間．
（2）間違いの評価：誤りの有無，回数，間違いの種類（同じ面での色糸の交叉，戻し忘れ，置き間違い，取り違いなど）．
　なお，1段に誤りがいくつあっても間違いは1と計算する．
（3）特記事項：途中で組む手順等に変更があった場合．作業への集中力・態度など．

組みひも作業検査

検査日_____年___月___日　検査者_____

患者名：_____（　歳）
診断名：_____
発症：　平成　　年　　月　　日
使用手：　両手（協応して・患手は補助手として）
　　　　　片手（右・左）
座位：　車椅子・背付き椅子・背無し椅子
組みひも作業の経験：　有・無
組みひも検査の施行回数：　　　回目

【評価内容】
　組んだ段　　　　　段／15分間
　間違いの数　　　　　　　※段＝縦1目＋横1目
　確認行動　　有（修正行為　有・無）・無
　組めずに中止　中止時間（原則は3分）　開始後___分

【評価段階】（片手で行った場合）
1. 間違いの有無にかかわらず15分より前に中止．
2. 15分間行える．
3. 15分間行え，10段以上組める．間違いは3～5段．
4. 15分間行え，19段以上組める．間違いは0～2段．

―間違いの数え方―
・　　　　間違い1．
・縦または横方向の糸の交叉　間違い1．
・同じ方向を2度組む　間違い1．
・糸の戻し忘れ　間違い1．
・同じ段の縦または横の目のいずれかに何らかの間違いがあったとき，または，両方に間違いがあったとき，間違いは1と数える．
・解読不可能な間違い，からまり具合は，その旨をコメントする．

【備考】
集中力，態度，途中での手順の変更など．

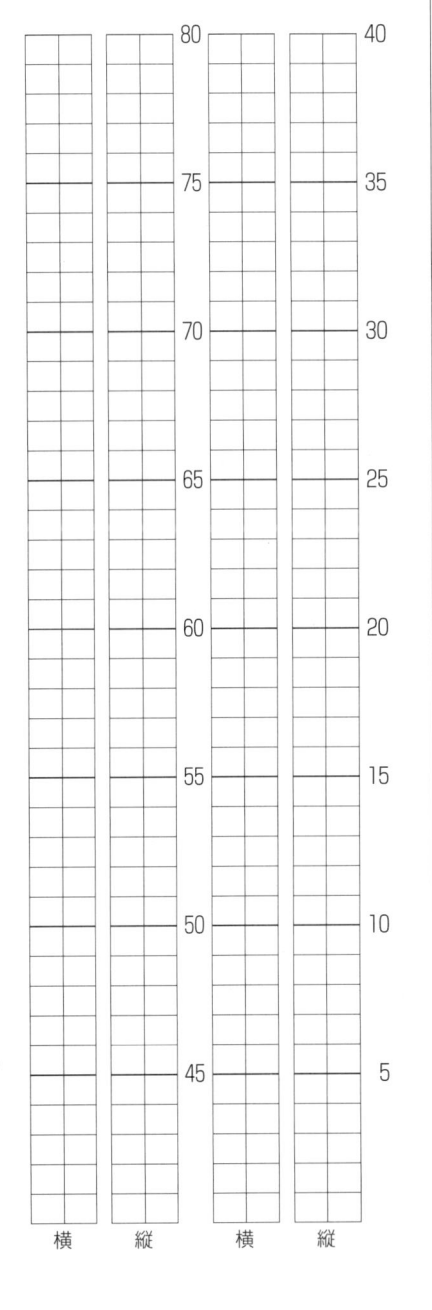

横　縦　横　縦

第3章　作業療法への治療的適用

第 4 章

作業療法への導入と治療・援助方法

1. 作業を開始する前に

　対象者に実際に組みひもを導入する前に，既に述べてきた組みひもに関する知識に加え，組みひもを実施するために準備し，考えておかなければならないことがあります．

1）作業環境：設備と材料や道具の配置・保管

　作業への導入時は，作業療法士が道具や材料を準備して開始しますが，その後はできる限り作製者自身に行っていただきます．このことにより作製者の社会復帰のための自立心を高める効果が期待できます．また，物の置き場所を記憶していることができるかなど高次脳機能についても評価できます．

　このように行うためには，材料を常に同じ場所に置き，作製中の作品を置く場所を確保して他の人が動かさないようにしておく必要があります．また，杖を使用したり，車椅子に乗っている作製者が置き場所に行けるような部屋の配置や，物の置き場所の高さなど作業環境を整えておくことも大切なことです．

2）対象者への適用：組みひも作業が適する人，適さない人

　組みひも作業の特徴から，組みひも作業を勧めて良い効果が期待できる人がいます．反対に，勧めて実施した場合には不満が生じて失敗することが予測される人がいます．どのような人達を対象として実施するのがよいかを考えていきます．

（1）機能回復の目的で行う場合（急性期～回復期）

　組みひも作業は，既に述べたように様々な機能の回復のために使用できますので，急性期から回復期の患者さんを対象とすることができます．

　しかし，組みひも作業は誰にでもできるというのでなく，一定以上の能力が必要です．作業工程の大部分を占める"組む"工程は，基本的に一人で行う作業です．練習後，実際に組み始めると一人で行わなければなりません．援助は時々間違いがないかを確認したり，少し分からなくなったときに教えたりするぐらいです．失敗して組み間違えても，手を加えて修正することはできません．ほどいて修正するしかありません（56頁，「2）治療的関わりにおける特徴（3）」参照）．したがって，作製者が組んでいけるかどうかを見極めて開始する必要があります．

　また，作製者の気持ちが不安定であったり，拒否的であったりするときは用いないことが肝要です．

　なお，作製力については，3章の末にある組みひも作業検査を実施するとよいでしょう．作製者が組みひもを組んでいけるかどうかを見極めると同時に，適用する際，難易度を設定する参考になります．

（2）機能維持，楽しみの目的で行う場合（維持期，あるいは高齢者などを対象とした施設などで行う場合）

道具が少なく簡単に，安価にできます．また絹糸を用いれば豪華に，正式にできるという点で取り組みやすく，作品が出来上がっていくのが目に見えますから，楽しみを持てる作業といえます．

組み方の種類も豊富で，同じ組み方でも色や模様を変えることで変化をもたせることができるため，能力に応じて楽しむこともできます．

この作業は，障害を前向きに捉え，作業を楽しもうと考えられる人にはとても適しています．

しかし，既に述べたように，組む工程では，練習後は一人で作業を進めることになります．間違えればほどいてやり直すことになります．したがって最終的に自立して作業を進めていく場合には，作れる作品は作製者の能力によっては限られてきます．

組みひも作業では作業を行った結果がはっきり見えます．人によっては，障害により様々な能力，特に，高次脳機能が低下した事実を知ることに強い不安を持ちます．さらに，「知りたくない」と思っていたりする人には適さないでしょう．

また，他の作製者と比較して競争心を燃やしてしまうような人や，向上心が強く絶えずより難しい作品の作製を望む人に導入（適用）するのも難しい面があります．また，間違えることに不安があって，絶えず援助を求める人にも導入（適用）するのは難しいです．

間違いがないかを確認しながら作業を進めることが難しい人は，家庭において自分一人で実施するのは難しく，家族などの援助が必要です．

（3）職業前訓練として行う場合

仕事の多くは，同じことを終日繰り返し行います．組みひも作業は，多くの難易度の異なる組み方の1段（1単位）を繰り返しながら作業を進めていきます．手順を覚え，手順を確認しながら作業をします．その間適当なところで手を休め確認するなどの行動をとったり，間違えないようにスピードを調整したり，休憩をとったりするなど，仕事をする上での基本的な能力を訓練・評価できます．また，仕事に就くためには自己の能力について正確に認識している必要があります．これらの点から職業前訓練を目的としている人に用いるのに適しています．

3）組みひもによる作業遂行能力検査の実施

既に述べたように組みひも作業を行えるかどうか確認をしてから開始した方がよいと考えられる場合（高次脳機能障害が疑われる場合など）には，組む工程を利用した作業遂行能力検査を行います．（62頁，「2）評価基準として使う」参照）．

機能回復のために用いる場合は，片手の作製者でも，両手の作製者でも検査の評価段階2（15分間行える）であれば実施することができます[注]．

> （注）作業療法士が組みひもを教授するのに慣れてくれば，検査の段階1であっても，何段か組める状態であれば実施することができます．

4）作製者への説明と同意

作業を開始するときには，作製者に作業を行うことの意義を説明し，同意を得る必要があります．作業療法士が有効と考えてもなかなか同意を得られないことがあります．十分説明し，試みてもらえれば開始できます．しかし，同意が得られない場合は無理をしないことが大切です．

作製者と作業療法士との信頼関係ができて，作製者が「やってみてもよいか」と思えるようになってから，行ってもらえる場合もあります．しかし，それでも「やりたくない」と拒否される場合もあります．作業療法士は，作製者の意思を尊重し，無理に勧めることは避けるようにします．作製者との信頼関係を崩さないために大切なことです．

2. 教授法と代償法

1）教授法

作製者が組みひも作業を学習しやすいように工夫した方法を作業工程の中（10頁，「3．作業工程」参照）で述べてありますが，他に教示していく上で大切なこともありますので，教授法としてまとめました．

（1）口頭での教示と手順図の工夫

はじめに1段階ずつ口頭およびデモンストレーション（実演）でやり方を示した後，実際に行ってもらいます．

準備・仕上げの工程では，理解できない場合は図で示したり，援助者が1段階ずつ一緒に行います．

組む工程では，組む順序を間違えにくく，覚えやすいように工夫します（15頁，「2）組み方」参照）．そして，作業療法士が1段階ずつ色糸を取る場所や置く位置を指で示しながら説明していきます．通常は数回このように説明すれば理解できます．理解できない場合は作製者の状態によっては記憶を助けるために「組み方の順序（手順）の図」（20～53頁参照）を必要に応じて用いることを教えます．

図を見て組んでいた作製者に対しても，何回か行った後では図を見ないで行うように勧め，学習できたことを確認します．

また，学習が進めば，手引き書を読んで一人で組めるようになる作製者もいます．組みひもを作製する目的によっては，手引き書を読んで一人で組めることが目標となる場合もあります．

（2）間違いの教示

作業を続けて行い，作業に集中できなくなったり，疲れてきたりすると，構成的な作業ですから間違いが出現しやすくなります．

機能回復の目的で実施しているときには，そのとき持っている能力よりやや難易度を高くした組み方を実施しているため，より間違いは起こりやすくなります．

①間違いの出現について

次の3点から捉えることができます．

A．どのような間違いをしたか．

B．間違いを何回かしたとき，間違いの性質は同じであるか．

C．いつ起こったのか．それは常に同じような時間間隔で出現するのか．

間違いが1回のみであれば，その日の体調が悪かった，あるいは単純なケアレスミスや，心理的に動揺する原因があったなどが考えられます．しかし，間違いが頻回に出現する場合は，本質的な原因を考える必要があります．高次脳機能面からの要因や，身体的，あるいは作業の時間的な要因（持続時間，スピード，作業開始前に行っていたこと等）などが考えられます．原因に応じた対策を考えます．

②間違いに気づくか（確認行動を行うか）

次の4つの場合があります．

《気づかない》

A．組むのに夢中で確認しない．

B．確認しても見つけることができない．

《気づく》

C．組んでいる最中に気づく（結果として，間違いは起こらない）．

D．自ら確認して気づく．

確認行動がとれれば自立して作業を進めることができますが，Dでは修正の問題が出てきます．また，A，Bではどのように対応するかが問題になります．③を参照して下さい．

③間違えていることを知らせるか

A．知らせる：作製者の作業への意欲が高く，知らせたことがその後の作業に影響しないと考えられるときには知らせます．また，今後復職するなどの予定があり，間違いをすることを自覚してもらう方がよいと考えられる場合にも知らせます．

B．知らせず，気づかれないように修正する：作業への意欲が乏しい場合や，間違えることに不安を持

っている場合，特に受傷からの経過が短く障害を持ったことにより自己の能力に漠然と不安を持っている場合などは，しばらくの間は知らせずに，その時は作業を終了にし，気づかれないように修正します．

④間違いの修正（間違えていることを知らせた場合）は誰が行うか

A．作業療法士が行う：作製者ができないために行います．

B．作製者が行う：ほどきすぎてしまわないように，どこまでほどくかを作製者，あるいは作業療法士が目印をつけて行います．

C．Bの場合に，ほどいた後，色糸を開始位置に戻す：組み方によりますが，色糸を開始位置に戻すのは大変難しい作業で，多くの場合は作業療法士が行います．正しく置けたと思ったら，手順図を参照しながら組み目を見て確認します．

2）代償法（視覚・触覚的手掛かりの利用）

（1）視覚的手掛かりの利用

高次脳機能障害があり，記憶障害によって手順を覚えられなかったり，空間認知の障害のために色糸を置く位置がずれてしまったりするなどの場合に，視覚による代償手段を用います．

台にいろいろな目的を持った印をつけることにより，色糸を取ることがやさしく行えるようになります（図4-1）．

①色糸を置く位置を示す

糸を柔らかい布やクッション状の物（裏に接着剤のついた薄いスポンジなど）の上に置くようにする，あるいは印と印の間に置く方法があります．

②色糸を動かす方向を示す

色糸を置く位置の近くにビニールテープなどを貼り，その上に方向を示す印を書きます．

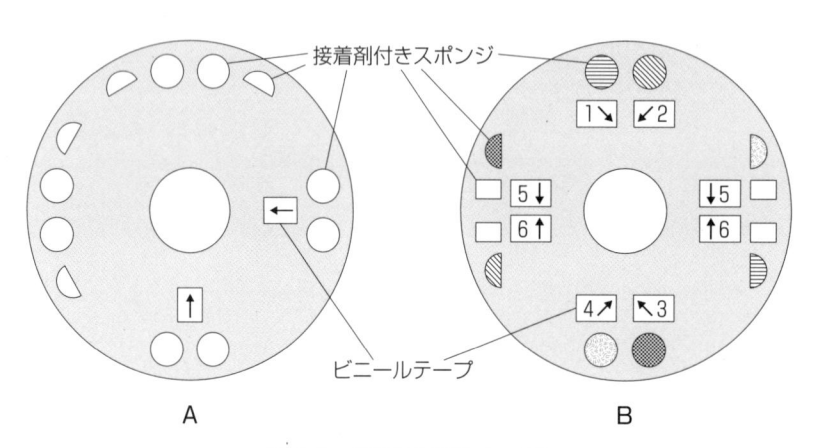

図4-1 視覚的手掛かりの例

A：くさり角八つ組の場合
- ビニールテープ上に，矢印で組んでいく方向を示します（記憶の代償）．
- 接着剤付きスポンジで，糸を置く位置を示します（位置決め－空間認知の代償）．

B：唐八つ組の場合
- ビニールテープ上に，数字（1～6）で糸を取っていく順番，および，矢印でおよその方向を示します（記憶の代償）．
- 接着剤付きスポンジで，糸を置く位置（位置決め－空間認知の代償）と取った糸を置く位置を同色を用いて（記憶の代償）示します．

③色糸を動かす順序を示す

②と同様の方法によります．テープの上に順序を示す数字を書きます．

> （注）図4-1は，くさり角八つ組と唐八つ組について工夫した方法の例です．このようにマークの色や，形，矢印，数字によって，組んでいく方向や順序を示し作業ができるように援助します．作業に慣れ，できるようになっていったら，手掛かりを少しずつはずしていきます．工夫を加えることによって作業が可能になれば，作製者の問題点とその程度についての作業療法士の判断が正確であったことが明らかになります．
> 手掛かりを少しずつはずし，作業が続けられるかどうかも観察し，高次脳機能障害が改善したかを評価していきます．

（2）触覚的手掛かりの利用

視力や視覚認知に障害がある場合に触覚により代償を用います．台上に手で触れて分かる印を貼りつけ，色糸を置く位置を示します．

① 印の"上"に色糸を置くようにする

台上に貼りつけた印の上に色糸を置いていきます．組む色糸の数が少ない場合には有効です．組む色糸の数が増えると台上の空間が足りなくなり，この方法は使えません．

② 印の"間"に色糸を置くようにする

台上に細く切った印を糸と糸の間に貼って置く位置が分かるようにします．台上の各面に置いた色糸の両端の印は，他の印と違う形や材質にすると，端が明確になり分かりやすいです．この方法は組む本数（玉数）が多くなったときに効果的です（99頁参照）．

3．作業の段階づけ

いろいろな組みひもの種類の中で，その組みひもが持つ特徴によって，やさしかったり，難しくなったりします．あるいは色などの選択によっても難しさは変わってきます．どのようにすれば難しさ（難易度）の段階を変えることができるかを述べていきます．

1）組み方による段階づけ

やさしい組み方の特徴をあげると以下のようになります．

① 組み玉の数が少ない．ただし，八つ組以上が適当である．四つ組は，組み玉の数が少ないため，片手の方法では色糸を動かしたときに中心が大きく動いてしまい作業がしにくい．また組み目が揃わないのが目立つ．両手では組む順序と色糸の取り方の両方を覚えなければならないため難しい．

② 方向が一定の組み方である（例：くさり角八つ組）．

③ 1周同一方向である（例：江戸八つ組）．

④ 左右対称である（例：唐八つ組）．

⑤ 組む方向については：上下（やさしい）→ 左右 → 斜め（難しい）．

⑥ 回転が180°を超えない組み方はやさしい．回転が180°を超える組み方は難しい．特に，片手では大変難しい（能力の高い人が，指先の操作として，各指で違った色糸を取って，指を分けて使う〔各指を別々に使う〕練習として適している．例：平八つ組．39頁参照）．

⑦ 導入として避けた方がよい組み方：組む際には，組む手順に重点を置いているので，色糸の引き方や置く位置の多少のずれが仕上がりに大きく影響するような組み方（例：くさりつなぎ組）は，選ばないようにします．

このような組み方で作品を作りたい場合は，台上に色糸を置く位置に目印をつけ，組み目が穴の中心にあるように絶えず気を配りながら組めばきれいに組めます．また，配色を工夫することによってもきれいに組めます（ただし，各組み合わせの色糸を，異なった色にした場合は，色糸を取るのが難しくなります．その結果，組むのが難しくなります）．

⑧ 両手動作で行う場合：両手同一方向はやさしい．1周同一方向はやさしい．左右の手で時計回りと反時計回りを交互に行う組み方は難しい（例：くさりつなぎ組）．

組む順序を覚えることと同時に，左右の手の色糸の取り方を覚えなければならないからです．特に手を交叉して色糸を取るときに，交叉する手での取り方（どちらの手が上になるか）を間違えると色糸の回転の方向が違ってしまいます．

次に，組み方を練習しながら学習していくために適した段階づけの方法をあげます．

（1）類似した組み方で組み玉の数を増やしていく方法
* （　）内は組み玉の数
* ◎，○，△：組み玉の置き方のズレなどにより，出来上がりに影響がでてくる程度．
  ◎—ほとんどなし，○—やや有り，△—かなり有り

①くさり角八つ組を基本にした順序

　◎くさり角八つ組（8）→ ◎丸源氏組（16）→ ◎丸源氏組（24）

②江戸八つ組を基本にした順序

　◎江戸八つ組（8）→ ○吊り糸組（8）→ ◎老松組（8）→ ◎平土筆組（12）→ ◎中土筆組（12）

③唐組を基本にした順序

　○唐八つ組（8）→ ○平唐組（12）→ ○平唐組（16）

④丸四つ組を基本にした順序

　△くさりつなぎ組（8）→ ○土筆組（8）→ ○絣金剛組（16）→ ◎ねじり金剛組（24）

（注）繰り返しになりますが，○や△の組み方では台上に色糸を置く位置に目印をつけ，組み目が穴の中心にあるように気を配りながら組めばきれいに組めます．また，配色を工夫することによってもきれいに組めます（ただし，各組み合わせの色糸を，異なった色にした場合は，色糸を取るのが難しくなります．その結果，組むのが難しくなります）．

（2）本数を増やさないで組み方を変えながら学習していく方法

　くさり角八つ組 → 江戸八つ組 → 唐八つ組

2）配色による段階づけ

配色の選択により組みやすさに差が出てきます．単色では色糸を取っていくことや，間違いの発見が難しくなります．色を多く使いすぎたり，不規則な配色でも同様です．また，組み合わせによっては見映えが悪くなります．作業療法士は色彩感覚を磨く必要があります．

①各組み合わせ（左右の手で取る各組）の配色を同一にし，使う色を多くします．

　台上から色糸が取りやすく，さらに間違いも見つけやすいです．組み合わせの配色が同一の方が，多くの場合出来上がりもきれいです．

②組み方を変えずに，配色を変えることによって，組む（色糸を取る）ことが難しくなり，段階づけを少しだけ上げること（スモール・ステップ）ができます．使う色を少なくしたり，各組み合わせの配色を同一でなくすると，色糸を取るのを間違えやすくなり，組むのがより難しくなります．

3）紐の太さによる段階づけ

①太くする：色糸が太くなりますので同じ長さを組むのに要する時間が短くなり進み方が早くなります．また，模様が大きくなって，はっきり見えますので間違いも見つけやすくなります．これらの点から太くして作るのはやさしいといえます．

　しかし，組み上がった紐があまり太すぎるのは，作品としての美しさに欠けますので，特別な場合を除いて作らない方がよいです．

②細くする：模様の不揃いが目立ちやすくなり，出来上がりをきれいに作るのが難しくなります．また「太くする」場合と逆で，模様が小さくなるため，間違いを見つけにくくなります．さらに，色糸が細くなるので，同じ長さを組むのにより長い時間を要します．これらの点で細く作るのは難しいといえます．

（注）既に述べたように（12頁），一般的な組みひもの太さに準拠するときれいな作品ができます．

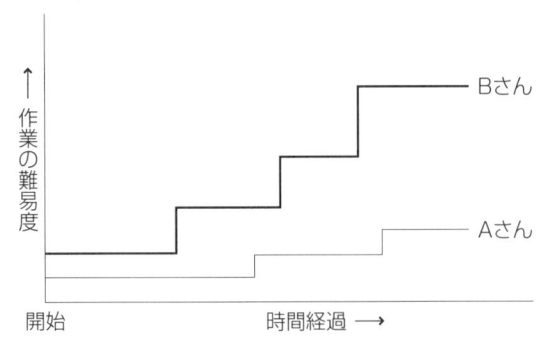

図 4-2　作業の難易度と時間経過の関係

Bさんは，難しい組み方へと早く進んでいけてますが，Aさんは，ゆっくりと進んでいっています．習熟度は個人差が大きいです．

4）玉（重さと形）による段階づけ

手作りの玉でなく，市販の玉を用いると，玉の種類によっては重くなります．また，台の端から下がっている色糸を長くする場合などに玉をつかむ際に滑りやすくなります．その結果，動作（操作）が身体面，高次脳機能面でより難しくなり，負荷が大きくなります．

　　（注）身体面の負荷が大きくなると総体の負荷量が大きくなるため，高次脳機能面に用いられる負荷量は少なくなります．その結果，同じ組み方であれば，間違いが増えたり，作業量が減少してきます．その対応策として組み方の難易度を少し下げた方がよい人もいます．

5）姿勢による段階づけ

椅座位から立位（パイプの長さを調整する）へと変更すると，身体的な負荷が大きくなり，難易度が高くなります．その結果，4）で述べたように高次脳機能にも影響してきます．

6）使用手による段階づけ：両手を使用する場合

両手を同時に動かすのは，非常に難しいことです．次のような段階を踏んで行います．
①健手で行います．理解ができてから患手も使用します（特に，片麻痺の人の場合）．
②片手動作の手順を用いて，左右交互に，あるいは右半分を右手で，左半分は左手で行うようにします．
③両手同時に行います．

4. 作製者の力と段階づけ

組み方をどのように変化させていくかは，作製者が組みひもを作製する力（作業遂行能力）を潜在的にどのくらい持っていると予測するか，あるいはどのような目的で組みひも作業を行っているかによります（図4-2）．

ここでは作製者の持っている作製する力について考えていきます．作製する力は，作業を実施していく中で，作製方法を学習できた速さ，間違えた頻度や作業スピードなどを観察することによって評価します．

作製者の力が小さいと考えられるときは，組み方を新しくするのでなく，色糸の配色を変えて状態を観察します（スモール・ステップの設定）．作製者の力が大きければ，組み方・組み玉の数を段々に変えていくことができます．

5. 援助上の留意点

できるだけ興味を持って達成感や満足感の得られるよう工夫しながら援助を行っていきます．また，作製者の状態によってはやさしく，楽しく行えることも大切です．

さらに，作品を作るという観点からは何よりもまず，

正確に行えるよう援助する必要があります．間違えないよう注意を促し，間違えたら自分で気づき修正ができるように援助します．ただし，組みひも作業が好きであるが，多くの指摘にもかかわらず間違いが減らず，間違いがあまり目立たないために作製者も他の人も気づきにくいときは，作製者の気持ちを考えてそのままにします．間違いの指摘は，時として，特に作製者が自己の障害の本質あるいは退院後の生活への影響に気づき，精神的な葛藤が生じている場合などでは，自信喪失などにつながるので注意深い配慮が必要です．また，このためには既に述べたように，患者の能力に応じた組み方等の選択（難易度の段階のとり方）が重要になります．

要点としては以下のことがあげられます．

① 組むまでの準備は作業療法士が行う．慣れないと片手での準備には時間がかかるからです．
② 1回の時間を短くする．あるいは，休憩を挟み，再開するようにする．
③ 組み方，色糸の色を工夫する．
　a．間違いの分かりやすいもの（対象者も作業療法士も間違いを見つけやすいもの）は，作製者の間違いに対する自覚（認識）が上がりやすい．
　b．よく見ないと間違いが分からないものにする．作製者は間違いに気づきにくいが，作業療法士には分かる色の組み合わせを選択する．対象者も作業療法士も間違いに気づきにくい色の組み合わせは，評価ができないことと，間違いを他者から指摘されたときに作業療法士への不信につながることがあるので，できるだけ避ける．

（注）・頭の中で描いていただけでは分からないので，作業療法士はまず自分で行って体験するとともに，他者の評価をもらう．特に対応の難しい対象者に新しい組み方を導入する場合は，必ず自ら試みてから勧める．
　　　・作業療法士の間で情報交換をする．

④ 作業療法において，初めて導入する場合は意欲的な男性に勧める（女性の作業という認識を定着させないようにすることが肝心である）．
⑤ 家族や見舞い客が誉めてくれると意欲は上がる．必要な場合は治療的意義を家族に話し，家族から作製者を励ましてもらう．

具体的な進め方
―教授法・代償法と段階づけの実際―

　この本を読まれて，初めて作業療法で組みひもを使う場合の作業の進め方をもう少し具体的に示します．「教授法・代償法」と「段階づけ」は分かりやすいようにと前項では別項目にしてありますが，表裏の関係にあります．教授法・代償法によっても課題の難易度を変化させることができます．教授法・代償法は段階づけの一つでもあると言えます．

　物事は最初が肝心です．当然，組みひもを導入するときも，最初が肝心です．最初の1作目が成功すると，続いて2作目，3作目と勧め（進め）ていきやすくなります．組みひもが楽しくなり，いろいろと作ってみたくなります．しかし，最初に失敗すると，作業への挫折感，組みひもへの拒否反応，ひいては作業療法士への不信感や自己価値の否定などを引き起こしてしまいます．

　次の図A～Cにある難易度の箱の大きさが，作製者の能力の大きさとぴったり合っていれば，成功！．でも，もしも，箱が対象者の能力よりも大きすぎたら？．でも，「教授法・代償法」を上手に使えば，箱の大きさを小さくすることができます．

　導入してからは，どんな援助が作製者にとって必要なのか，よく作業の過程を観察して，答えを探していきます．

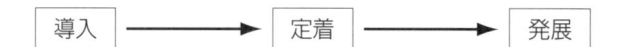

導入 → 定着 → 発展

　導入に成功したら，定着のために，工夫をします．そのためには，作業の目的，作製者の能力のほかに，意向やパーソナリティも捉えておきます．その作製者は難しい作業をクリアしていくのがよいのか，あまりパターンを変えない方がよいのか，等，等……．定着すれば，その後は作製者自身が自分の能力や希望にそって作業を進めることができるようになっていきます．こうなれば作業療法士は相談にのる程度ですむかもしれません．

■段階づけの用い方■

　作業の段階づけとして6つの項目をあげていますが，実際に作製者に適用する際には，全ての項目を自由に組み合わせるのではありません．骨組みとなる基本的な段階づけの項目と，対象者の状態や組みひもを作製する目的に応じて用いる選択的な段階づけの項目があります．

1．基本的な段階づけ

　援助の中心（重点）となる基本的な段階づけの項目は，

> ① 組み方
> ② 組む本数（玉数）
> ③ 配色
> ④ 紐の太さ（各玉に取りつける色糸の太さ）

です．

　特に①②③は組みひもを作製者に用いる上で大きな比重をしめ，作製者の能力に応じて選択しなければなりません．

　④は，少し難易度を下げたい場合に調整的に用います（例：間違いが発見できるか不安がある．だから太めにする）．難易度を上げるために紐を細くしていくことは，仕上がりや組みやすさの点から，適当ではありません．細くすると，仕上がりに時間がかかりすぎますし，間違いも見つけにくくなります．特定の目的（例：眼鏡紐を作る）以外に用いることは多くありません．

2．選択的に用いる段階づけ

　何本か組み進んでから行うことが多い段階づけの項目です．

　主に，①使用手による段階づけと，②姿勢による段階づけ，③玉の重さと形による段階づけがあります．

　①は，片手に麻痺や損傷，あるいは失行がある場合や，あったが回復してきて両手の使用が可能になった場合に設定します．

　②は，特別な場合，例えば立位作業が職業復帰する上で必要であり，積極的に立位作業の練習が必要となるケースがあります．この場合，組む工程を立位で行うため難易度が増します．したがって，準備の工程で基本的な段階づけの難易度を下げます．しかし，通常の場合は，原則的には座って行います．その方が，楽しめます．

　③は，通常行うことは少ないです．玉の重さや形を変えると，結果的に難易度に変化が生じてしまうことを知っていて，変更をして下さい．

■難易度を設定する■

　対象者に合わせて難易度を設定するには，準備の工程での作業の難易度（段階）の設定と，組む工程での教授法・代償法にあたる手順図の使い方，台上の目印などの設定や変更があります．

　組みひもを使うには，骨組みとなる部分について立体的に思考して用いると分かりやすいです．先に述べた作業遂行における3次元モデル（64頁）に倣って難易度の単純なモデルを作って説明します．箱（立方体）の中が難易度になります．

図A

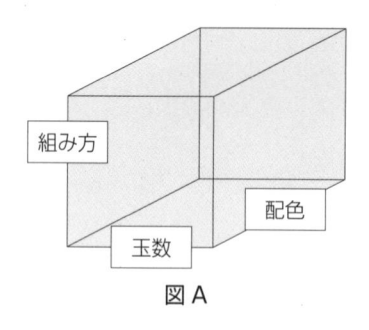

組み方×玉数×配色＝実際に設定する難易度

あるいは，紐の太さも変えて，難易度を設定します．

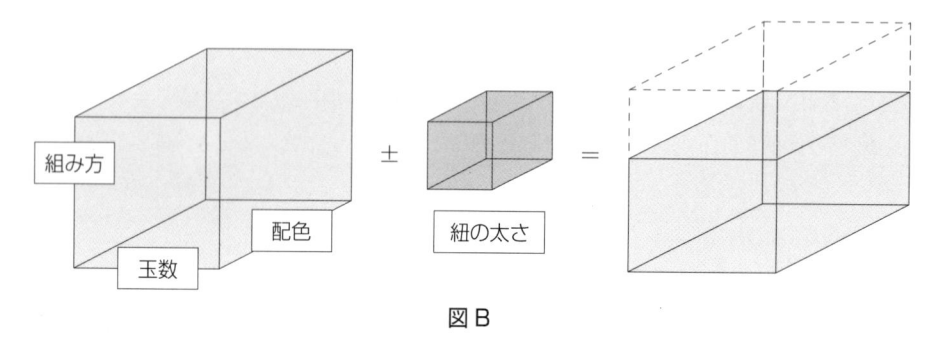

図B

組み方×玉数×配色±紐の太さ＝実際に設定する難易度

そして，実際に作業をしてみたら難しかった．そうしたら，教授法を変える，あるいは代償法（視覚的手掛かり）を用いることにより，結果として，全体の難易度から引き算ができ，難易度を下げることができます．

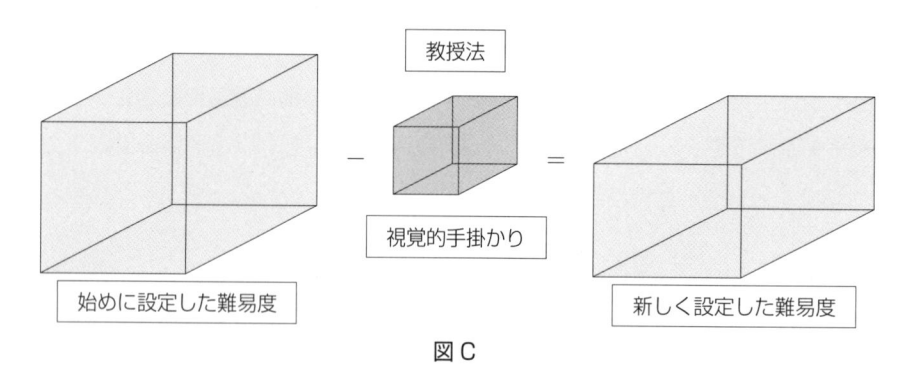

図C

■援助をする■

　初めて組みひもを作製者に用いる作業療法士は，配色や紐の太さなどを作製者の好み（要望）に任せて設定しがちです．その結果，難しすぎて間違いがなかなか減らずに紐ができていかずに作業への意欲を失わせてしまうことがあります．これから組もうとしている紐の内容を作製者の好みに任せてよい部分（例：基本的な色糸の色[注]）と，作製者の能力に応じて，作製者と相談しながらも作業療法士の主導で行った方がよい部分（例：組み方，配色，紐の太さ）の見極め，見立てが肝心です．

　また，部分的な問題にのみに目が行きがちなこともあります．例えば，立位作業能力の獲得を目的に加え，立位で行ってもらうことにしました．しかし，実際には，立位姿勢の保持が大変で作製者は上手にできなくなり，組みひもがすっかり嫌いになってしまいました．それまで，高次脳機能の改善にうまく使えていたのにその目的にも使えなくなり，とても残念な結果になってしまいました．上手にできなくなったらすぐに対応すればこのような状態にならずにすんだかもしれません．設定の変更に際しての見極め，見立てもとても大切です．

　　　（注）色糸は何色かを組み合わせることが多いのですが，この時に基本に用いる色糸のことです．色糸は
　　　　　組み合わせによって難易度が変化します．

第 5 章

症 例

　最後に既に述べてきたことのまとめとして，代表的な障害について症例を提示しながら組みひも作業を用いて評価・治療・援助を進めていく方法を述べていきます．実際に組みひも作業を臨床で用いる際の参考にして下さい．

　最初の症例では詳細に述べ，その後の症例では共通する部分が多いので省略してありますが，重要な点は繰り返し記述してあります．用いられる前に，最初の症例から通して読んで下さい．

　なお，組みひも作業の用い方が主になりますので，症例についての様々な事項は関連のあることについてのみ最小限にとどめてあります．

1. 右片麻痺のある人 ―上肢機能（両手動作）の回復，高次脳機能障害の改善，障害の受け入れへのアプローチ―

　麻痺側上肢が補助手であった片麻痺者に対し，組みひも作業を両手で行い，上肢の機能回復の練習として用いた症例である．また，高次脳機能に軽度の障害と，右手の回復に固執するなど心理的側面にも問題があったが，作業の過程でそれらの問題の解決も得られた．

1）症例

　Kさん．50歳．男性．自営業（精密機械の製作）．

　平成○年○月○日発症，脳梗塞にてA病院に入院し保存的に加療される．1ヶ月後，自宅に退院したが，右上肢に不全片麻痺があった．右上肢機能低下および復職困難にて，B病院リハビリテーション科外来を受診した．作業療法が処方され，主として右上肢機能の改善と復職を目的に，通院での作業療法を開始した．

　開始時の評価は，Brunnstrom Stage：上肢Ⅳ，手指Ⅳ～Ⅴ，下肢Ⅵ．握力：右8kg，左25kg．簡易上肢機能検査（以下STEF）：右60/100，左96/100．手指巧緻性の低下，注意・記憶・計算能力の軽度低下，作業耐久力の低下があった．日常生活活動（以下ADL）は，独歩可能，身辺処理は左手を主として使用して可能であった．復職については右手の精緻な動作が必要であり，上肢の機能回復への期待と焦りが強かった．

2）組みひも作業導入までの経過

　作業療法開始当初，Kさんは麻痺手の機能回復を強く希望した．高次脳機能障害や作業能力の低下などの問題は認めず，復職できないこと，作業ができないことなどを麻痺によるものと考えていた．

　作業療法では，上肢機能へのアプローチを受けてきていなかったことから，1週間に5，6回基本的な右上肢・手指機能の回復の練習から開始した．また機能回復の練習と並行し，実用的な書字を獲得するために，利き手交

換を勧め，左手での書字練習を開始した．その結果，作業療法開始1ヶ月後には，Brunnstrom Stage：上肢Ⅴ，手指Ⅴ．STEF：右80/100，左100/100と改善がみられた．しかし，動作や作業上では，手指にこわばり感が出現し，連続して作業することが困難であり，「手は動くが使いづらい」と頻繁に訴えがあった．

3）組みひも作業の導入

作業療法開始1ヶ月後より，基本的な右上肢機能回復の練習に加え，両手動作の獲得，作業耐久力の向上，注意，集中力の改善を目的に作業活動として組みひもを導入した．組みひもを選択した理由は，①両手を同等に使用して行える作業であること，②手順の記憶や注意など高次脳機能障害の改善が期待できること，③Kさんは指のこわばりを気にしていたため，手指への負担が少なく，手指の痙縮を増大させずに手を使える作業であること，などであった．作業療法士が組みひもを行うことを選択し，Kさんに目的と意義を伝えた．それに対し，Kさんは消極的ながらも同意したので組みひも作業を開始した．

（1）組みひも作業検査の実施

Kさんの作業能力を把握し，組み方を決めるために，「組みひも作業検査」を施行した．結果は，間違いなく，45段組めた．しかし作業内容は雑であった．Kさんは「簡単すぎる」と不満を述べた．

（2）江戸八つ組（8本）― 色数：2色（らせん模様），糸の太さ：基本よりやや太くする

■選択：
作業療法士が選択した．

■設定とその理由：
①両手が同じ方向の動きをする「くさり角八つ組」より難易度を高く設定した．
②組む本数，工程数は同じだが，色糸を取ることや色糸を置く位置，動かし方がより複雑な組み方を選択した．
③色数は2色とし，らせん状の模様になるよう配色し

た．これにより，色糸を取ることが容易になり，もし間違えた場合でも，見出しやすくなる．
④糸の太さは組み目が見やすいように基本の太さよりやや太くした．

■教授：
①まず，作業療法士の口頭と実演により教示した．その後にKさんが行い，作業療法士は傍で見守り，Kさんが間違いをしたとき，それを指摘し，修正を促した．
②Kさんが作業手順を覚えた後は，作業療法士は見守りから自立へと徐々に援助の量を減らした．

■経過：
開始前，Kさんは「簡単な作業」と軽視していた．しかし実際に作業を行ってみると，右手で持った色糸の置く位置を間違えたり，意図した場所に色糸を置くことができなかった．さらに右手が疲れやすく連続して作業が行えるのは15分と非常に短いことを自覚し，作業における自分の手の状態を自覚していった．そして，「組みひも」が両手の作業として，さらに高次脳機能の集中力を要する作業として有用であることを認識し，作業に対する動機づけが高まった．最終的に，間違いは自ら修正することが可能となり，最後の頃には間違いはなくなった．

なお，組みひもは1週間に4，5回，各回約30分間実施した．

（3）平唐組（16本）― 色数：4色，糸の太さ：基本の太さ

■選択：
作業療法士が選択した．

■設定とその理由：
①難易度を上げるため，組む本数を16本に増やした．したがって，色糸を取ることに，注意力がより必要となる．
②様々な手の動きを経験してもらうために，江戸八つ組の応用型は避け，唐八つ組の応用型を選択した．
③両手では江戸八つ組と唐八つ組の難易度はほぼ同等

と考えられる．唐組は左右対称の動きであり，Kさんにとっては12本ではすぐに達成可能となると考え，16本とした．
④ 8本から16本へ難易度を（通常より）大きく上げたが，これにより，難しい体験を通して高次脳機能障害への気づきを促すことを意図した．しかし，色数を4色（コントラストの強い色を選択するように助言）にして，色糸を取ることを容易にし，間違いを見出しやすくするように配慮した．

■教授：

【第1段階】
① 両手用の手順図を見ながら組み方を覚えてもらった．
② 開始時は，作業療法士が見守り，間違えた場合はその都度指摘し，修正してもらった．

【第2段階】
① 手順はほぼ覚えたが，作業の開始時や間違えたときの組み目の修正などで手順図を参照した．
② Kさんの要望に応じ援助した．
③ Kさんが手順等を間違え，糸をほどく場合には，作業療法士は側について，状況に応じ援助した（意欲を損ねない程度に援助し，また自力で解決できるように見守った）．
④ Kさんから確認の要望がないときでも，間違いに気づかないで作業を進めてしまうことがないように，作業療法士は時々，結果を確認した．

【第3段階】
① Kさんは基本的に自立して作業を行った．
② 間違えても，自ら見出し，自己修正が可能になった．
③ 必要に応じ，作業療法士に確認を求めることができるようになった．

■経過：

Kさんはたびたび手順を間違えるなどの間違いをした．これによりKさん自身が高次脳機能障害や作業能力の低下を自覚していくことができ，これらの問題解決の課題としても取り組むようになった．

（4）平土筆組（16本）— 色数：3色，糸の太さ：基本の太さ

■選択：

作業療法士が複数の選択肢を提示した．Kさんは手順図と見本の紐を見て決定した．

■設定とその理由：

① 難易度を上げる．
② 組む本数は変更せず，工程数を増やし，色糸を取るのを難しくし，より注意力を必要とするようにした．
③ 組み方はKさんの経験のある江戸八つ組とくさり角八つ組の応用の組み合わせとした．
④ 配色は，江戸八つ組の部分を2色使うことで，色糸を取るのが分かりやすく，また間違いを見出しやすくした．

■教授：

【第1段階】
① 両手用の手順図を見ながら実施した．
② 開始時のみ，作業療法士の見守りの下で行った．

【第2段階】
① Kさんの要望に応じて援助をした．
② Kさんから確認の要望がないときでも，間違いに気づかないで作業を進めてしまうことがないように，作業療法士は時々，結果を確認した．

【第3段階】
① Kさんは基本的に自立して作業を行った．
② 間違えることがあっても，自ら気づき，自己修正が可能となった．

■経過：

作業耐久力の向上のために，徐々に作業時間を延長していった．また，「組みひも」に「気分転換になる，おもしろい」と意欲的に取り組んだ．作業療法開始5ヶ月後には，手の動きも少しずつスムーズになり，日常生活や作業場面でも使う頻度が増した．

組みひもは1週間に4，5回，各回50分間は行えるようになった．

（5）小桜源氏組（16本）— 色数：3色，糸の太さ：基本の太さ

■選択：

Kさんが選択し，作業療法士が同意した．Kさんは工程数を増やしたいとの希望であった．

■設定とその理由：

①Kさんの意見を尊重した．作業療法士はこの組み方は工程数が多く作業は難渋するが，最後には自立して可能となると予測し，達成感と自信を得て，社会復帰にもよい影響を及ぼすだろうと考えた．

②準備段階が複雑である．糸の太さ，長さが組毎に異なる．このため，より注意力・問題解決能力を必要とし，その評価にも用いることができる．

■教授：

【第1段階】

①両手用の手順図を見ながら実施した．

②開始時のみ，作業療法士の見守りの下で行った．作業療法士はKさんが間違ったときのみ合図をして注意を喚起するようにした．

【第2段階】

①Kさんの要望に応じて援助をした．基本的に組み上がった紐（の模様）を見て自力で間違いを見出し，試行錯誤をしながら修正した．

②作業療法士はKさんの作業を観察し，間違えた場合，どこに原因があるのか，何に気をつけたらよいかを助言した．

【第3段階】

①Kさんは基本的に自立して作業を行った．

②間違えることがあっても，自ら気づき，自己修正を試行錯誤でなく順序どおりに行えるようになった．

■経過：

間違いがみられたが自ら気づき，修正が可能となり，手指の痙縮が増加することなく，60分の作業が可能になった．

（6）内記（24本）— 色数：2色，糸の太さ：基本の太さ

■選択：

Kさんが選択し，作業療法士が同意した．Kさんは組む本数を増やしたいとの希望があった．

■設定とその理由：

①組む本数が増え，さらに色糸を取るのが難しくなり，段階づけとしても適当であると考えた．

②江戸八つ組の応用型であり，組んでいくことは可能であると考えた．

③組む本数が多いため，色糸を取りやすいように2色配色にするように助言した．

■教授：

【第1段階】

①両手用の手順図を見ながら実施した．

②開始時のみ作業療法士の見守りの下で行った．作業療法士はKさんが間違ったときのみ合図をして注意を喚起するようにした．

【第2段階】

①Kさんの要望に応じ援助した．基本的に組み上がった紐を見て自力で間違いを見出し，試行錯誤をしながら修正した．

②Kさんの作業を観察し，間違えた場合，どこに原因があるのか，何に気をつけたらよいのかを助言した．

【第3段階】

①Kさんは基本的に自立して作業を行った．

②間違えることがあっても，自ら気づき，修正を順序どおりに行えるようになった．

■経過：

日常生活では右手での箸の使用が可能となり，両手を協調して使えるようになった．本作業中の作業療法開始6ヶ月後から仕事を少しずつ開始したが，病前のように作業ができないこと（巧緻性・耐久力・集中力の低下による）に対してフラストレーションが強く，障害の受け入れが難しい状態だった．しかし，組みひも作業を行っていく中で上肢機能の改善や作業耐久力の向上，間違い

を見出し修正が可能となった．より複雑で工程の多い組み方ができるようになったことで，達成感や自信を持てるようになってきた．同時に，自身の限界を認める発言も聞かれるようになり，機能回復への強いこだわりが減っていった．

(7) うねり金剛組（24本）— 色数：4色，糸の太さ：基本の太さ

■選択：
Kさんが選択した．自身の作業能力を把握し，選択は適切であると考えられた．

■設定とその理由：
組む本数が多く，両手の交叉が多いため，色糸を取るのが難しくなり，段階づけとして適当であると作業療法士は考えた．また，配色はこの組み方の特徴である美しい4色配色を勧めた．

■教授：
【第1段階】
①両手用の手順図を見ながら実施した．
②初回時，3段のみ作業療法士の見守りで実施した．作業療法士はKさんが間違ったときのみ合図をして注意を喚起するようにした．

【第2段階】
①Kさんの要望に応じ援助した．基本的に組み上がりの模様を見て自力で間違いを見出すことができ，試行錯誤をしながらも自ら修正できた．
②Kさんの作業を観察し，間違えた場合，どこに原因があるのか，何に気をつけたらよいかを助言した．

【第3段階】
①Kさんは基本的に自立して作業を行った．
②間違えることがあっても，自ら見出し，修正を順序どおりに行えるようになった．

■経過：
ほとんど間違えることなく作業ができた．時々色糸を取るのに間違いが見られたが，自ら見出し，修正が可能であった．第1，第2段階は2日間と短期間で終了し，第3段階に移行した．他の患者に作業や作品を賞賛され，とても誇らしげであった．心理的には安定し，作業にも適応し，復職への意欲が高まった．

4）障害受容と復職，作業療法終了までの経過

作業療法開始から約7ヶ月後，Burnnstrom Stage：上肢Ⅵ，手指Ⅵ．握力：右30 kg，左28 kg．STEF：右97/100，左100/100．右手での書字が短時間なら可能となった．簡単な組み立て作業など比較的やさしい仕事なら時間をかければできるようになり，部分的に復職が可能となり，目的を達成したため，組みひも作業は終了とした．

その後は少しずつ作業療法への通院回数は減らしていき，職場での作業時間を増やしていった．この間，作業療法では右上肢の筋力強化や右上肢（特に手）の使い方への助言，使い過ぎによる肩の痛みへの対応方法の指導などを行った．

開始から1年後，複雑で巧緻な仕事以外は可能となり，Kさんは自己の現在の状態を受け入れることができるようになった．この時点で作業療法の目的は達成されたため，作業療法は終了となった．

5）まとめ

組みひも作業の特徴を生かし，両手作業の練習，作業耐久力の改善，高次脳機能障害の改善へのアプローチを行い，障害の受け入れにも対応した．Kさんは自己の限界を認め，自分の能力で可能な仕事をすることを受け入れ，復職を果たした．

2. 左片麻痺のある人

　麻痺側上肢の障害が重度であったために片手動作の習得と、高次脳機能障害が軽度みられたためにこの障害の改善の目的で組みひも作業を実施した．結果はADLの改善にも結びつき，自宅で留守番ができる状態になって自宅復帰した症例である．

1）症例

　Sさん．64歳．女性．主婦．夫と息子家族との5人暮らし（息子の妻は通常は家にいる）．

　平成○年○月○日，明け方トイレに行こうとして左上肢が動かないことに気づき，救急車にてG病院に搬送され，脳梗塞と診断された．保存的に治療された．作業療法は発症から3週間後に処方された．

　開始時の全身状態は安定していた．意識レベルはJCS 1-Ⅱ，見当識障害あり．Burnnstrom Stage：上肢Ⅲ，手指Ⅲ，下肢Ⅳ．左上肢機能は廃用手レベル．臥床による廃用と思われる体幹筋力の低下，座位耐久力の低下があった．高次脳機能検査およびADL上，軽い左半側無視と注意障害があった．組みひも作業検査は練習では覚えられたが開始後5分で混乱したため中止とした．ADLは発症以来実施していないため摂食以外は何らかの介助を要した．

2）組みひも作業導入までの経過

　評価の結果，作業療法における問題点として，左上肢機能の低下，高次脳機能の低下，作業能力の低下，ADL能力の低下があり，退院後の家庭生活では時々留守番をする必要があることがあげられた．片手でADLを行うときにみられる注意力の低下の改善を図り，身のまわり動作が自立し，日中留守番ができるようになることを目的に作業療法を実施した．内容は，上肢機能回復の練習としてサンディング，関節可動域改善の練習，片手でのADLの練習，立位を含む身のまわり動作の練習，組みひも作業の実施であった．

　組みひも作業は，検査結果は評価段階1ではあったが，検査への取り組みは意欲的であったので，注意障害の改善，左半側無視への代償能力の向上，座位作業耐久力の向上のために有効と考え導入した．Sさんは，病前より手工芸の趣味があり，作業療法士の勧めに対して積極的に同意した．

3）組みひも作業の導入

　作業は全て右手で行い，作業姿勢は椅座位であった．

（1）江戸八つ組（8本）— 色数：2色（直線の模様），糸の太さ：基本よりやや太くする（太めの糸を使用し，1組3本，全部で24本使用），糸の長さ：2.7m

■組み方の選択：

　作業療法士が選択した．

■設定とその理由：

①組んでいく方向が，時計回りで1周し，次に逆時計回りで1周して元の位置に戻る組み方であるため，台全体を見渡すことができ，左側（無視側）へ注意が向きやすいと考えた．

②色数は2色とし，隣が別の色になるように配色した．糸の色は本人と相談しながらも，間違いが分かりやすい色になるように"互いの色は似ていないようにする"と助言した．これにより，糸の色を手掛かりに手順を覚えられるようにした．

③糸の太さは，色糸を取るときと組み目が見やすいように基本の太さよりやや太くした．

■教授：

　組むときには，"Aの糸を取ったら時計の針と同じ回り方，Bの糸を取ったら時計の針と反対の回り方"，"Aの糸はBの糸を1本飛び越えて次のAの糸の手前まで動かし，次のAの糸に持ち替える"，という口頭と実演による教示を行った．

開始時は，口頭による教示が多く必要であった．その後は作業療法士の見守りの下で行い，間違えたときには指摘し，修正を促した．後半はほぼ間違いなく行えるようになった．

■経過：

1回の作業時間は5～10分であった．糸の準備と仕上げの時間を含め13回で完成した．

(2) 江戸八つ組（8本） — 色数：2色（らせん模様），糸の太さ：基本どおり（1組3本，全部で24本使用），糸の長さ：2.7m

■組み方の選択：

作業療法士が選択した．

■設定とその理由：

組み目の模様をらせん模様にし，色を頼りに糸を動かすのではなく，糸の方向と場所を覚えるように指導した．

■教授：

"前方の位置で，糸が同色で揃ったときは左側の糸を取って，時計の針と同じ方向に糸を取りながら回っていく．糸が同じ色でないときは右側の糸を取って，時計の針と逆の方向に糸を取りながら回っていく"と口頭と実演による教示を行った．

■経過：

糸を準備するのが早くなり，座位作業耐久力が向上し，1回に作業を行える時間が長くなり（15分前後），10回の実施で完成した．

(3) 唐八つ組（8本） — 色数：2色，糸の太さ：基本どおり（1組3本，全部で24本使用），糸の長さ：2.7m

■組み方の選択：

作業療法士が選択した．

■設定とその理由：

江戸八つ組は覚えられたため，組む本数を増やさずに組み方を変えて実施した．組み方は左右の糸が台上で斜めに交差するものを選択した．

■教授と経過：

糸の準備が終わり，組み始めの初日では，組み方を覚えられなかった．このため2回目で，台に糸を取る順番と，糸を動かす方向を示すビニールテープを貼り，これにしたがって糸を動かすように教示した．その後2日間で手順を覚えたため目印のテープをはがして実施した．毎回，約25分間実施し，8回で完成した．

(4) 平唐組（12本） — 色数：3色，糸の太さ：基本どおり（1組2本，全部で24本使用），糸の長さ：2.7m

■組み方の選択：

作業療法士が選択した．

■設定とその理由：

同じ唐組の中で組む本数を増やして難易度を上げ，より確認作業が必要な複雑な組み方を取り入れた．

■教授と経過：

ビニールテープによる印は使わず初めて組むときは作業療法士が実演しながら説明した．唐八つ組の応用なので手順はすぐに覚えたが，糸の取り間違いがしばしばあり，はじめは作業療法士が間違えたときにすぐに指摘して本人の目の前で修正してみせたが，徐々に，間違えてしばらくしてから指摘し，間違えていることを確認してもらい，Sさんにほどいてもらうようにした．ただし，正しい配置に戻すことは難しいため，これは作業療法士が行った．間違いが多いと頻繁にほどかねばならず，Sさんは"間違えないことが一番早く進む"と話し，確認行為が増え，正確に組めるようになった．

毎回，30分間実施し，7回で完成した．

4）まとめ

組みひも作業は，片手動作の習得と高次脳機能障害の改善に効果があったと考えられた．これらがADLの改善へと結びついていった．

ADLでの確認行動が増え，身のまわり動作が安全に行えるようになり，3，4時間の留守番が可能になり，自宅に退院し，作業療法は終了となった．

3. 手指の巧緻性低下がある人

　ギランバレー症候群による四肢麻痺があり，手指の巧緻性低下がある人に対して，上肢機能の向上，作業動作能力の向上，作業耐久力の向上の目的で組みひも作業を実施した．その結果は，ADL能力の向上にも結びついた．

　また，本人の希望で退院後も組みひも作業を自宅で継続して行うことになった．このことは，発症によりできることが少なくなった症例に，自宅で活動的な生活を送る手段と自己表現の機会を提供できQOLの向上に寄与することができた．担当の作業療法士としては，症例の退院後の生活まで考えて，積極的に組みひもを導入したのではなかったが，在宅支援のための組みひもとしても大いに活用できることになった．

1）症例

　Eさん．57歳．女性．主婦．農業（兼業農家）．長男家族との5人暮らし．

　平成○年○月○日感冒様症状があり，その10日後に神経症状が発現し，S病院神経内科に入院となり，ギランバレー症候群と診断され，加療された．20日後にリハビリテーション科に診療依頼がなされ，関節可動域の維持・改善，四肢麻痺の回復を主たる目的として作業療法と理学療法が処方された．2ヶ月後にリハビリテーション科に転科となり，治療は継続された．

2）組みひも作業導入までの経過

　作業療法開始4ヶ月後，治療により，関節可動域の制限はなくなり，筋力は改善した．しかし，それ以後，筋力の改善の程度は鈍くなり，末梢の改善が少なく，MMTにて，肩周囲および肘関節，手関節の筋力は，4⁺〜4⁻，手指は1〜2⁺であった．下肢も同様であった．ADLは自助具を使用して，車椅子にて院内では自立した．機能回復へのEさんの強い希望と焦りが見えてきていた．

　Eさんは，手芸が好きで，作業療法室で他者の行っている組みひもを見て興味を覚え，本人から組みひもをやりたいと強い希望があった．作業療法士は，上肢機能の向上，作業動作能力の向上，作業耐久力の向上を目的として，組みひも作業を導入した．

3）組みひも作業の導入

　導入に際しては，両上肢筋力低下，巧緻性低下があるため，使用する道具や動作の工夫を図った．手の使い方（主として両手を使用して行う）や道具を工夫することにし，口を使う（くわえて保持したり，引っ張る）ことは最終手段と考えた．

①組み方：8本組から始め，色糸の配色は本人の希望に沿った．本人の理解力が良好であったので，手順図を提示しながら教示するだけで行えた．その後，本人の選択に合わせて，難易度が極端に高くならないように助言をしながら変えていった．

②色糸を切る：鋏は和鋏（握り鋏）を使用し，両手で使用することにした．糸の採寸時の重しは0.5 kgの砂袋を使用し，糸は太いものを使用し，採寸して切る本数を減らすことにより作業量を軽減した．

③玉に色糸を巻き，留める：指に糸を引っ掛ける（関節可動域の制限はなかったが，腱の短縮により物の固定や引っ掛けることがしやすくなっていた），糸を押さえつけながら机上で巻くなど方法を工夫して独力で行えた．

④色糸をまとめ，台にのせる：開始時は介助したが，次第に独力で行えるようになった．

⑤吊り重りを結び目につける，付け替える：大きな洗濯バサミを両手で使用してつけた．吊り重りの位置を上方に付け替えることは，組みひもの台の隣に少し低い台を置いて，その上に吊り重りをのせて，重量がかかって洗濯バサミの操作を行うのが困難にならないようにして行った．

⑥色糸を組む：色糸を動かすことは，手に糸を掛けて行った．
⑦色糸を下ろす：両手で行った．
⑧仕上げ：玉から糸をはずすことはできたが，まとめた糸をほどく，房の作製は介助をした．しかし，慣れるにしたがって，革細工のモデラーを指の間に挟んで使用してほどいたり，糸を分けて台上で押さえて房を作れるようになり自立した．

4）まとめ

組みひも作業を開始した頃からの筋力の変化は乏しかったが，目的とした上肢機能の向上，作業動作能力の向上，作業耐久力の向上が得られ，動作に習熟して日常生活で薬の開封や紐結びなど精緻な動作でできることが増えていった．家屋改造が終わり作業療法開始6ヶ月後に退院した．退院前，本人から自宅にて組みひもを行いたいとの希望があり，道具を準備して在宅復帰した．

退院により，作業療法は終了となったが，外来受診時には自宅で作った作品を見せに作業療法室に来てくれた．次々に新しい作品に挑戦し，また，一つの作品について糸の種類や色を様々に変えてみるなど作業を楽しんでいる様子がみられた．作品の仕上がりは大変優れており，美しい組みひもが出来上がっていた．

Eさんは裁縫や手芸など細かい作業が好きであったが，今回の発症によりそれらができなくなってしまった．退院後，自宅で組みひも作業を継続して行えたことは，病前活動的な生活を送っていたEさんにできる作業を提供し，自己表現の手段を得ることができ，活動的な生活を維持でき，QOLの向上に寄与することができたと考えられる．

4. 全身に筋力低下のある人

自宅で自由に生活をしていた高齢者が，骨折により入院となり，その後，発熱による長期臥床により廃用症候群になった．症例は今回の入院前は医者にかかることなどほとんどなく自立した生活を送っていた．病院の中で自分の生活を他人に委ねなければならない環境に適応できず，そのことを表現する手段として，理学療法での徒手的な練習や，運動療法に拒否的になっていった．作業療法で組みひもを導入したことにより，主体的に活動し，行った結果が生産物として見えることにより，意欲の改善が得られ，また楽しみを見出すことにもなった．その結果，活動的になり，全身の筋力の改善，ADLの改善へと結びついて自宅復帰した例である．

1）症例

Fさん．86歳．女性．主婦．一人暮らし．

平成○年○月○日右大腿骨頸部骨折にてM病院に入院し，右大腿骨人工骨頭置換術後，MRSAの感染により発熱が続き長期臥床により廃用症候群となった．ADLは全介助，精神症状は不穏なことが多く，見当識障害なども出現した．ベッドサイドにて理学療法による関節可動域の改善や座位保持の練習が施行されていた．術後6週間が経過した頃より不定愁訴が出現し，理学療法を拒否することが多くなっていった．術後2ヶ月目に精神症状の改善とベッド上ADLの獲得を目的に作業療法が処方された．

2）組みひも作業導入までの経過

作業療法開始時は，座位耐久力の向上を目的（最終的には離床を目的）にベッド上にて体幹を40°挙上して，パズルやペグ入れなどの机上作業を行った．ADLは，食事以外は全介助であった．食事においては疲労の訴えが強く数口のみしか自力で摂取できず，鼻腔栄養を併用していた．作業療法開始から2週間後，より到達範囲の広いペグ入れや輪入れを加えた．

3週間後には車椅子座位が20分程度可能となった．この時点で，食事は前腕支持でスプーンを把持しながら，

全量の約1/3を自力で摂取可能となった．そこで，生産的な作業を実施できる可能性を確認するために組みひも作業検査を車椅子座位にて実施した．検査は実施方法の説明に5分を要し，検査は7分間行えた．組んだ段数は21段であった．間違いは，開始時より横に糸の交叉誤りが6ヶ所，加えて横の動作を抜かして続けて縦方向を行うことが3ヶ所，計9段認められた．間違いは多かったが，Fさんは自ら積極的に行え，結果が見えて作品になる組みひも作業に大変興味を示した．

この組みひも作業検査の結果から，四肢の筋力向上，座位姿勢保持・バランス・耐久力の改善，精神症状の改善（特に行動と感情のコントロール）を目的に，他の作業に加えて組みひも作業を導入した．

3）組みひも作業の導入

作業環境の設定は，①椅子：直角背もたれ付き，足底が床につく脚の高さ，②組みひも台の高さ：腕を高く持ち上げずに作業が行えるように，座位姿勢で肘を90°屈曲した下部の高さより5cm下の高さとした．この設定に加え，口頭にて作業時には椅子の背もたれにもたれない姿勢をとるように伝えた．

（1）くさり角八つ組（8本）― 色数：4色（対面が同色系の濃淡になる模様），糸の太さ：基本よりやや太くする

■選択：

組み方は作業療法士が選択した．糸の色は助言をしながらFさんが行った．

■設定とその理由：

①両手が同じ動きをし，色糸を動かしやすい．
②対面を同色系の濃淡にした配色により，色糸を動かしやすい．
③糸の太さを太くすることにより，見やすくなる．また，早く出来上がり，動機づけとなる．
④組む工程のみ行ってもらい，準備と仕上げは作業療法士が行うことにして，作品の仕上がる喜びを容易に享受してもらえるようにした．

■教授：

①作業療法士が口頭と実演で教示した．
②色糸を動かす方向を作業療法士が口頭と指で指し示しながら教示した（開始から2日間のみ）．
③3日目よりは，作業は見守りにて行い，間違いはその都度指摘した．最終的に自力にて修正ができるように援助した．
④作業時間は，5分間施行し3分間の休憩（背もたれにもたれる）を入れながら3セット，計21分間行った．

■経過：

作業手順の理解は，縦方向では，両手で同じ動作を前後で行うため，リズミカルで間違いなく進行した．しかし，横方向（左右）の動きは，色糸を取る手が一定せず，途中で色糸を交叉して置いてしまうことによる間違いが頻発した．そこで，間違いを少なくするために，

a．横方向は右片手で，1本ずつ色糸を動かす，
b．台上の横方向の糸を置く場所に視覚的手掛かりとして印（横遠方，近方をそれぞれを同色とする）を貼り，その上に糸を置く工夫をした．

なお，右片手のみで色糸を動かすことは，左手で体を支えることができ，左右の座位バランスの負荷を減少させ，総体的な負荷量を下げるため，間違いを減少させることができると考えられた．

Fさんは，組みひもが出来上がっていくことを楽しみ，間違いの指摘に対しては，そのまま受け入れた．

終了する時点では，横方向の間違いにも気づくようになっていたが，自力での修正はできなかった．作品は12回で終了した（術後約4カ月）．正確に組んでいるかについての確認は台の中央の組み目を見ることで行っていた．

作業遂行時には，色糸を動かす上肢の動作と同時に，重心の移動が行われ，両下肢・体幹の筋力と座位バランスの向上に有効に働いた．

作業療法は，週4回行い，終了時には各回1時間実施できるようになっていた．

理学療法でも少しずつ意欲がみられるようになり，介

助起立の練習を行っていた．

（2）くさり角八つ組（8本）― 色数：2色（対面が同色になる模様），糸の太さ：基本よりやや太くする

■選択：

組み方は作業療法士が選択した．糸の色は助言をしながらFさんが行った．

■設定とその理由：

①1本目で間違いの発見ができるようになったため，難易度を上げ，横方向も両手を同時に使用して，色糸を動かす方法へと変更した．

②台上の視覚的手掛かりの印は取り除かずにそのまま使用した．

③作業時間は，25分とし，途中の休憩は本人の意思で適宜入れるようにした．

■教授：

①作業療法士が口頭と実演で教示した．

②作業は見守りにて行い，間違いはその都度指摘した．最終的に自力にて修正ができるように援助した．

■経過：

大変慎重に作業を行い，2，3段組む毎に何度も見直して間違いは自ら気づき，中頃からはほとんど間違いがなくなった．また，修正は自力で行えるようになった．

ADLは，本作品（2本目）の開始時から2週間経過した頃（術後4カ月と1週経過時）から，食事はスプーンにて自力で全量摂取が可能となり，食事の前後約60分間車椅子座位を取っていることが可能になった．

Fさんは組みひも作業を行うことを楽しみにし，ベッド上においても実施方法などを思い起こしイメージしているとの発言が聞かれるようになり，精神症状に落ちきがみられるようになっていった．昼夜逆転した睡眠・覚醒リズムが改善され，不穏な言動がなくなった．そこで，尿意は適切にあるため，日中の排泄をオムツよりポータブルトイレへ変更する方針を立てた．まず，ベッドからポータブルトイレへの移乗動作の獲得のために，端座位での横移動を練習に加えた．理学療法では歩行の練習を行っていたが，筋力や関節可動域制限などのため実用にはなっていなかった．

終了時頃より，退院へ向けての準備が開始された．

（3）江戸八つ組（8本）― 色数：2色（らせん模様），糸の太さ：基本と同じ

■選択：

組み方は作業療法士が選択した．糸の色は助言をしながらFさんが行った．

■設定とその理由：

①組むときに色糸を動かす手の動作がくさり角八つ組に比べより複雑であり，上肢機能の改善と座位での重心移動に効果的である．

②台の中央の組み目を見ることで，正確に組んでいることの確認ができやすく，間違いを見つけて修正しやすい．

③くさり角八つ組に比べ，1段組む間は，色糸を次々に手に取って動かすため，筋の収縮時間，注意持続時間が長い．

④くさり角八つ組と同じく，両手同時でも片手でも組むことができ，理解度に合わせ工程を変えられる．

■教授と経過：

作業遂行時の両手動作はリズミカルであったが，糸を置く位置の間違いが多いため，

　a．片手で組む，

　b．視覚的な手掛かりの印を貼る（図5-1），

　c．1段組み終わった段階で休憩を入れる，

により間違いの減少を図り，中頃にはほとんど間違いはなくなっていった．修正は台の中央の組み目を見ながらほどいて行えた．視覚的手掛かりの印は，容易に組むことができて作業を楽しめることから，貼った状態にしておいた．

なお，作業の難易度の設定は，容易にでき過ぎても，難し過ぎても楽しめない．難易度の設定は目的によって決まってくることを強調しておきたい．

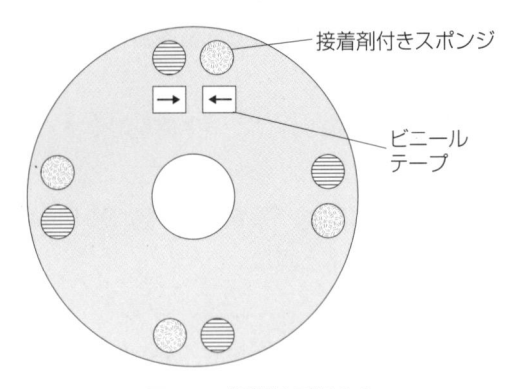

図5-1　視覚的手掛かり

接着剤付きスポンジで，取る色糸を示す．ビニールテープで，色糸を動かす方向を示す．

5. 高次脳機能障害のある人

頭部外傷による高次脳機能障害，特に記憶障害がある人に対し，高次脳機能障害の改善と作業能力の改善を目的に組みひも作業を用いた症例である．組みひも作業を行う過程で間違いの傾向を見出すこともでき，このことは社会復帰上重要であると考えられた．

1）症例

Gさん．19歳．男性．大学生（理学部2年）．

平成○年○月○日，交通事故にて受傷し，A病院に入院した．頭部外傷（脳挫傷），全身打撲が認められ，保存的に治療された．意識障害が続いたが，改善傾向を示したので，6週間後リハビリテーション科を受診した．この時，右片麻痺，高次脳機能障害を呈していた．作業療法，理学療法，言語療法が処方された．

開始時の評価は，Brunnstrom Stage：上肢Ⅴ，手指Ⅴ，下肢Ⅴ．関節可動域：右肩関節に軽度制限あり．感覚：特に問題なし．握力：右10 kg，左42 kg．STEF：右43/100，左93/100．組みひも作業検査：左手にて，27段，誤りなし，評価段階4．三宅式記銘力検査：有関係対語；7-8-8/10，無関係対語；不可．その他の検査より，計算，読み書き，記憶の低下があり，作業能力の低下もみられた．ADLは車椅子にてほぼ自立であった．リハビリテーション目標としては，復学があげられた．し

4）まとめ

ベッドからポータブルトイレへの移乗が見守りが必要な状態ではあったが可能となり，介護保険の様々なサービスの利用と近距離に住んでいる二女の援助を得て，作業療法開始から3ヶ月後に自宅へ退院した．

機能維持のために退院後も組みひも作業を継続することになり，道具を揃えることを援助した．その後二女の援助により継続されている．また，2週に1回の訪問リハビリテーションの際にも相談に乗っている．

かし，担当者は諸機能が改善しても復学は困難であろうとの一致した見方であった．作業療法は，右上肢機能の改善と高次脳機能の改善，作業能力の評価，復学に向けての教科学習能力の向上を目的に開始した．

2）組みひも作業導入までの経過

作業療法開始時は，右上肢機能の回復の練習から始め，2週目から国語と算数のドリルを使用した教科学習の練習を加えた．右上肢機能の回復は期待できたが，高次脳機能障害があり，左手を用いて課題を行った．評価の結果から小学4年のドリルを用いたが，算数は割り算の問題で間違いが多く，国語は，書き取りがほとんどできず，読みは可能であったが，文章の理解が低下していた．

3）組みひも作業の導入

組みひも作業は高次脳機能障害の改善と作業能力の評価を目的に，作業療法開始後3週目より開始した．復学に向けての希望は強かったが，国語と算数のドリルを行った結果は上記のとおりであり，やや気持ちが落ちこんでいたため，気分転換を図る目的もあった．Gさんには，頭の体操と上肢の使用練習であると説明し，消極的ではあったが同意を得られたので開始した．

（1）江戸八つ組（8本）— 色数：2色（らせん模様），糸の太さ：基本よりやや太くする

■選択：

組み方は作業療法士が選択した．糸の色はGさんが選択した．

■設定とその理由：

① 組みひも作業検査で，くさり角八つ組は問題なく行えたので，より難しい組み方を設定した．

② 配色のらせん模様は，色糸を取ることが容易で，間違えた場合でも見出しやすいことによる．

③ 糸の太さは，組み目が見やすいように，また，第1作で早く仕上がり，達成感が得られるようにと考えたことによる．

■教授：

① 作業療法士が実演と口頭で教示した．その後，Gさんに実際に行ってもらった．

② 組み方を覚えるのが難しかったため，手順図を用いた．

③ 作業は見守りにて行い，間違えたときには指摘し，修正を促した．

④ 修正は台の中心の組み目と手順図の組み目とを照合しながら行うことにした．

■経過：

準備の段階で玉に色糸を留める方法を忘れ，4回説明した．まとめる段階では2色を別々に留めてしまい修正をしてもらった．組み方は開始時に間違いが見られた．修正は，援助しながら行った．その後は，自ら確認しながら行い，ほとんど間違いはなかった．週4，5回，各回30分間行った．使用手は，1回目は左手のみ，2回目から右側は右手，左側は左手にて行った．5回目から両手同時に使用できるようになった．仕上げは手順よく行えた．10回にて終了した．開始時は手作業などと言っていたが，上手に組めるようになるにしたがって興味をもっていった．

（2）唐八つ組（8本）— 色数：4色，太さ：基本に同じ

■選択：

他の組み方を組みたいとの希望で，作業療法士がGさんの同意を得て選択した．糸の色はGさんが選択した．

■設定とその理由：

① 色糸を取る手の動きが左右対称であり，両手を使いやすい．

② 4色の配色にし，間違いが見つけやすいようにした．

■教授：

（1）の江戸八つ組に同じ．

■経過：

準備の工程では，1つの玉に必要な色糸3本を重ねて切り，そのまま玉に巻くという工夫がみられた．しかし，玉に色糸を留める方法の理解が難しく，3回説明した．また，色糸をまとめる際に上手くまとまっておらず，抜けてしまう色糸があったためほどいてやり直した．

組む工程は，1回目は30分間間違いなく行えた．2回目に25分経過時，間違えたが気づかずに組み進んだため作業療法士が指摘した．修正を自力で行えず援助した．3回目からはGさんの希望で作業時間を45分にしたが，慎重に行い間違いはなかった．5回で組み終わる．

仕上げの工程の"組み終わった紐と玉を台からはずす"と，"房を作る"ことを忘れていたため工程表を見せながら教示した．

（3）平唐組（16本）— 色数：4色，太さ：基本に同じ

■選択：

組み方は作業療法士が選択した．糸の色の選択はGさんの好みを尋ねながら作業療法士が行った．

■設定とその理由：

① 唐八つ組の応用であり，色糸の取り間違いに注意さえすれば難しくはない．

② 8本組から16本組へと本数が倍になり，達成感を得られる．

■教授：

手順図を用いて，（1）と同じように行う．

■経過：

準備の工程は問題なく行え，途中1ヶ所組み方の間違いがあった他は順調に行えた．ただし，"房を作る"ことを忘れていたため工程表を見ることを助言して，行えた．毎回45分，全工程を含んで10回で終了した．

終了時頃には，組みひもを楽しみながら行うようになっていた．反面，Gさんは否定したが，作業療法開始時からこだわっていた大学に戻るための教科学習（国語，数学，理科，化学）への熱意が低下してきているように感じられた．

（4）変わり厚耳源氏組（16本）— 色数：2色，糸の太さ：基本に同じ

■選択：

変わった組み方をぜひやりたいと言い，手引き書からGさんが選択した．糸の色の選択も作業療法士が助言しながらGさんが行った．

■設定とその理由：

この組み方は，紐の形が一定の間隔で細くなり，他の紐とは異なっているのでGさんが興味を持ったと考えられた．組む工程は今までに組んだ紐に比べ難しく，加えてこの紐の形を作っていくのも難しいので反対した．しかし，どうしても行いたいということで組むことにした．

■教授：

手引き書を見ながら自身で行ってもらうことにし，分からないところは質問してもらうことにした．

■経過：

手順図を見ながら自力にて組んでいったが，覚えるのが困難であり，作業療法士の助言を時々必要とした．熱心に行い，間違いに自ら気づくが，修正を自力で行うことは難しかった．7回目から少しずつ覚えてきたと言いながらも，繰り返しの段数を時々間違えほどいた．色糸を正しい位置に置くことができずに援助することがあった．最後の2回は手順図を見ずに組めた．組むことが終了して，次に何をするか（"紐と玉を台からはずし"，"玉糸から色糸をはずす"）を忘れていた．組みひも作業の工程表を見て，自ら何をするかを考えてもらうように教示し，行えた．1回60分実施し，12回で終了した．

4）その後の経過とまとめ

その後，作業を楽しみながら，次々と新しい組み方に挑戦し，できずに中止したものもあったが24本組の組み方までいった．作業の理解力や作業耐久力に改善がみられた．作業療法開始4ヶ月後に退院となったが，その時点の評価では，上肢および下肢機能は正常に近く改善した．高次脳機能障害に改善が認められたが，記憶障害は日常生活で困ることはないが，低下しており（例：三宅式記銘力検査：有関係対語；9-10-10/10，無関係対語；2-3-4/10），また各教科についての学習能力は中学1年前後の段階に達した状態であった．退院後は，通所施設で引き続き復学への援助を受けることになっていた．

退院から約1年経過して，Gさんから復学をあきらめ一般就職したと報告を受けた．

本症例でみられた繰り返しの少ない準備と仕上げの工程の方法を忘れてしまうことは，記憶障害のある人では多くみられることである．この傾向を本人に自覚してもらい，代償手段を考えることは社会復帰上重要であろう．

6. 視覚障害のある人

視覚障害（全盲）のある方に，施設での作業活動として組みひもを取り入れ，活動性が改善・維持されていった症例である．老人性難聴もあり，手先を用いた作業以外の楽しみが少ない本例にとって，組みひも作業は日々の生活を充実させ，QOL の向上につながった．

1）症例

M さん．71 歳．女性．網膜色素変性症により 62 歳時に全盲となり，家族に ADL の介助を受けていたが，家族の介護力が低下したため施設に入所した．

若い頃は細かい作業が好きであったが視力の低下とともに何もできなくなったとのことであった．家庭では何もすることなく過ごしていたため活動性は低下していた．

2）組みひも作業の導入までの経過

趣味活動の開発による活動性の維持・向上，生活の活性化を目的とした作業療法への参加を勧めた．開始時，上肢機能・下肢機能は，特に問題なし．ADL は，入浴は介助，排泄はトイレまで誘導が必要であったが，その他は自立であった．型はめパズル（くり抜かれている幾何学模様のピース〔断片〕を台の空いている空間にはめ込む）を用いた評価では，手指の感覚・知覚は良好で，触覚による形の認知にも問題は認められなかった．そこで達成感が得られるように作品を作れる手工芸を導入することにした．組みひも，籐細工，マクラメなど種々の作業を試みた．これらの中から，組みひもに最も興味を示したため，組みひもを行うことにした．糸の柔らかさに親和感を持ったようであった．

3）組みひも作業の導入

組みひも作業は，材料に絹糸を用いて行ったため，準備と仕上げは作業療法士が行った．絹糸を用いた理由は，視覚を利用することができないため組んでいく速度が遅い作製者に達成感をもってもらうためこの施設では以前から絹糸を使用していたことと，和服を着慣れていた M さんが組みひもは帯締めに用いるものであり絹糸で作ると考えていたことによる．

（1）くさり角八つ組（8 本）― 色数：4 色

■選択：

組み方は作業療法士が選択した．糸の色の選択は M さんの好みを尋ねながら作業療法士が行った．

■設定とその理由：

①組み方は，両手を同一方向に動かすため，一番やさしいと考えられる組み方を選択した．

②糸の色は，各面の色を変え，出来上がりが単純にならず美しく，同時に作業療法士が間違いの発見が容易にできるようにした．

③台上に触覚的手掛かりとして図 5-2 のように印を貼り，色糸を置く場所を示した．

④1 回の実施時間は 30 分以内とし，M さんが疲れを感じたり，間違いが増えるなど疲れた状態が観察されたところで終了することにした．

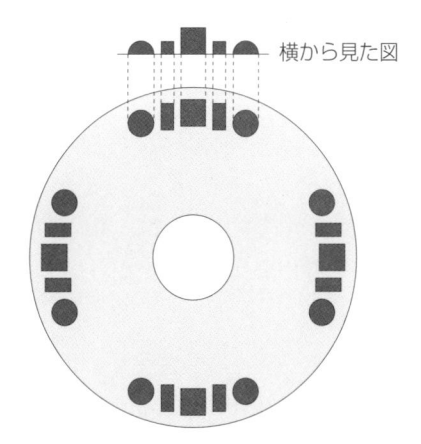

図 5-2　M さんに用いた触覚的手掛かりの例
　　　　（くさり角八つ組）

印の間に糸を置く．貼り付ける材料は手触りがよく，絹糸が絡まないように滑らかで，台にぴったりと接着するものを使用する．
各面の中心の印（■）は，分かりにくい場合は厚みを他より高くする．

■教授：
①組む工程は，くさり角八つ組（片手B. 24頁参照）を用いた．この手順は色糸を動かしたときに，4つの面に動かしていない色糸が残り，色糸全体が動くことが少ないことによる．
②右手で色糸を取り，左手では色糸を置く位置を示すという様にして，Mさんの手を持って，口頭での説明も加えながら，一緒に組んでいった．
　なお，位置の説明には視覚障害者に使われている時計の針を用いた説明，例えば，前方は組みひも台の12時（の位置），手前は台の6時（の位置），というように行った．
③組み方を覚えてきた時点で，口頭での教示のみとし，後半は見守りとし，間違えたら直ちに作業療法士が修正を行った．
④色糸を長くする，必要に応じて糸の引き締まり具合を調整する，吊り重りの位置を上方に付け替えることは作業療法士が行った．

■経過：
　開始時は，どの色糸を取って，どこに色糸を置くか，位置を覚え，見つけるのが難しかった．1段毎に短い休みを入れながら行った．縦方向に比べ，横方向の方が難しかった．作業療法士が非常勤のため週1回のみの実施であったこともあり，終了近くで組み方が学習できた．

（2）くさり角八つ組（8本）— 色数：4色
■選択：
　組み方は作業療法士が選択した．糸の色の選択はMさんの好みを尋ねながら作業療法士が行った．
■設定とその理由：
　組み方は覚えたので，同じ組み方を用いて，次の課題として色糸の締まり具合を確認して，程よい固さの紐ができるようにすることであった．1回の実施時間は前回と同様に30分以内とし，Mさんが疲れを感じたり，疲れた状態が観察されたところで終了することにした．
■教授：
　以下の点を自ら行えるように，見守りながら実際に行っている中で教示していった．
①1段組み終わったところで，組み目が台の中心にあるように確認，修正する．
②玉の位置が常に同じ高さになっているように確認をしながら色糸を伸ばしていく．
③組み上がっていく紐の状態を1段毎に手で確認し，締めが緩い部分は玉を下に押すようにして締める．
④吊り重りの位置を確認して上方に付け替える．

■経過：
　終了近くになって，自立して行えるようになり，見守りを常時している必要がなくなった．

（3）くさり角八つ組（8本）— 色数：4色
■選択：
　組み方は作業療法士が選択した．糸の色の選択はMさんの好みを尋ねながら作業療法士が行った．
■設定とその理由：
　組む工程は全て教示して学習できたので，確認と作業に慣れるために再度同じ組み方で行うことにした．1回の実施時間は始めの数回は30分以内とし，正確に組んでいけることが確認できたところで，早く仕上がるように45分にした．
■教授：
　時々間違えていないか確認をするのみとした．
■経過：
　開始時は早く組んでいきたい様子で，組み間違いはないがやや雑に行っていた．そこで組んだ紐を十分触って確認してもらい，目が揃っていないところをMさんの了解を得てほどいた．その後は急がずに丁寧に間違いなく行えた．

（4）丸源氏組（16本）— 色数：4色
■選択：
　組み方は作業療法士が選択した．糸の色の選択はMさんの好みを尋ねながら作業療法士が行った．
■設定とその理由：
　8本組から16本組へと本数が倍になってしまうが，組

み方は基本的に変わらないため，組み方を覚えるのが容易であると考えた．その反面，本数が倍になったということで，できたときの達成感が大きいと考えた．1回の実施時間は30分以内とし，Mさんが疲れを感じたり，疲れた状態が観察されたところで終了することにした．

■教授：
①組み方は，くさり角八つ組を開始したときと同様の方法で教示した．
②色糸を長くする，必要に応じて糸の引き締まり具合を調整することもMさんが行うようにした．

■経過：
開始時は，組み方を覚えるのが難しく，組む以外のことは忘れてしまう傾向が見られたが，4回目からは，ほぼ間違いがなくなり，毎回30分間行えるようになった．長く行いたいとの希望があったが，緊張して行っており，それ以上時間を延長できる作業耐久力はないと考えられた．間違いの出現が多くなったりして失望感を持たないようにとの配慮と，疲労が大きくなり過ぎないように作業時間の延長は行わなかった．

4）その後の経過とまとめ

丸源氏組を3本組んだ時点で，平たい組みひもを組みたいとの希望があった．丸源氏組に似た組み方ではあるが，縦方向が少し異なる平源氏組（16本）を行った．次に絣金剛組（16本），うねり金剛組（24本）を実施している．継続中である．

視覚障害のある人が行いやすい組み方を実施した．左右が交叉する組み方や色糸を置く場所の識別が難しい（複雑に入り組んでいる）組み方は，覚えるのが困難であり，触覚的手掛かりをつけるのも難しい．組み方を適切に選択し，段階づけをしていくことが，本症例のように意欲的で作業を楽しみたい人には大切である．

おわりに

　著者たちは，かつて同じ職場で一緒に働き，組みひも作業を作業療法の中で一緒に考えながら活用していました．そして，現在は各人の働く場が変わり，以前とは違った領域・場面で，以前とは異なったいろいろな障害をもつ人達を対象に，共有していた技術を適用して活用の幅を拡げています．それらの結果を集まって一緒に討議しながらまとめたのが本書です．今後，著者らの経験が増えれば，もっと違った本になっていくかもしれません．今の私たちの考えられるものはできる限り盛り込んだつもりですが，不足の点や違っているところがあるかも知れません．読書の皆様にはどうぞご批判をいただき，お知らせいただけたら幸いです．

　また，私たちが埼玉医大附属病院リハビリテーション科に勤めていた頃，患者さんが組みひもを作製し，回診の際に嬉しそうに作品を示すと，主任教授より，「これを作るのはどんな効果があるのですか」とたびたび質問されました．確かに作業療法の中で作品が出来上がっていく過程で，様々な効果があるのは実感でき，個別的に示すことはできましたが，組みひもの効果を全体的に捉えて示すことができませんでした．少しずつ研究をしてきていますが，まだ道の初めを歩いているように思います．本文の中で組みひもを含む手工芸について述べていますが，手工芸を活動として使うときに，1つの作業が様々な効果を生むことから，このことは長所でありますが，効果を科学的に示すという点からは大変難しく短所になっています．しかし，手工芸を作業療法の中で使用するには効果を科学的に示していかなければなりません．お読みいただいて，ぜひ実際に使用していただいて，効果を明らかにしていっていただければ幸いです．

　最後になりましたが，看護師・介護福祉士の増田二三子さんには視覚障害のある高齢者に対しての援助の方法と，台として丸椅子を使用した組みひもの適用法について多くのご助言をいただきました．また，本書の企画の段階から出版まで協同医書出版社の中村三夫さん，吉原香さんに大変お世話になりました．深く感謝申し上げます．さらに，本書をまとめるにあたり多くの著書を参考にさせていただきました．こうした著者の方々にも厚くお礼申し上げます．

文　献

- 遠藤てる，本田豊，瀬戸下みさき，他：くみひも―認知的側面よりの作業分析．OT ジャーナル 27：470-482，1993．
- 藤田昌三郎：組紐を設計する．美術出版社，1981．
- Hopkins HL, Tiffany EG：Occupational therapy―a problem-solving process. Willard and Spackman's Occupational Therapy, 7th ed. JB Lippincott, Philadelphia, 1988. pp.102-111.
- 鎌倉矩子：半側空間無視の本態とリハビリテーションの考え方．総合リハ 14：839-845，1986．
- 松村恵理子，遠藤てる，小山春美，他：手工芸を用いた作業能力検査―組みひもおよび籐作業検査と脳卒中後片麻痺者の日常生活活動との比較．OT ジャーナル 34：790-796，2000．
- 長沼静：美しい組紐（上）．泰流社，1997．
- 日本作業療法士協会白書委員会・編：作業療法白書．作業療法 10，1990．
- 岡村加代：組みひも．主婦と生活社，1976．
- 酒井愛子：絵を見てわかるくみひも―本科～師範科課程．日本ヴォーグ社，1976．
- 酒井愛子：絵を見てわかるくみひも―専攻科～高等師範科課程．日本ヴォーグ社，1978．
- 多田牧子：丸台の組紐 120．テクスト，1999．
- 多田牧子・監：組ひもディスクでかんたん！組みひものアクセサリー．雄鶏社，2002．
- 所　鳳弘：教本 くみひも 丸台編．大垣ユネスコ協会，1983．
- 山木　薫：くみひもの研究．総合科学出版，1978．

道具・材料の購入先

本文頁	図No	記載名	商品名	品番	価格（税別）	販売店	備考
6頁	図2-2	丸椅子	ドーナツ椅子 上面直径33 cm、高さ43 cm	RC-100（緑、赤、ブルー）	¥2,300＋送料	（株）ホサカ 東京都台東区台東2丁目3-4 電話 03(3834)2501	電話で注文を
6頁	図2-4	テープ	戸あたり消音テープ 厚さ3×幅15×長さ2000 mm	E027（グレー） E0271（ブラウン） E0272（ブラック）		（株）ニトムズ 東京都中央区銀座7-16-7 電話 03(3544)0615	日用雑貨店で販売
7頁	図2-5	ソフトテープ	防水ソフトテープ 厚さ8×幅12×長さ2000 mm	E031（グレー） E0321（ブラウン） E0322（ブラック）			
9頁	図2-12	万能バサミ	フローリスト・M （他にS、Lサイズがある）			（株）近正 大阪府堺市築港浜寺西町2 電話 072(268)0118	造花・革細工などの材料の販売店や手芸用品店で販売
9頁	図2-12	握りやすい鋏	らくらくばさみ	小：右手用 L26200 大：右手用 L26500 大：左手用 L26600	¥2,200＋送料 ¥3,200＋送料	（株）日本アビリティーズ社 東京都渋谷区代々木4-31-6 西新宿松屋ビル5F 電話 03(5388)7200	電話で注文を
10頁	図2-14	色糸	コットンコナ（合太）	362＋色名の番号		（株）パピー 東京都品川区西五反田7-22-17 http://www.puppyarn.co.jp 通信販売：フリーダイヤル 0120-147-081 eメール kurikoma@puppyarn.co.jp FAX 0228-25-3501	手芸用品店で販売． 季節商品で店にない時は電話，FAX，eメールで注文を
			ハマナカアミアミコットン （太糸タイプ） ハマナカコットン消臭			ハマナカ株式会社 （京都本社） 京都府京都市右京区花園藪ノ下町2-3 http://www.hamanaka.co.jp 電話 075(463)5151 （東京支店） 東京都中央区日本橋浜町1-11-10 電話 03(3864)5151	手芸用品店で販売

■編著者■
遠藤　てる（東京都立保健科学大学保健科学部作業療法学科，作業療法士）

■著　者■
松村恵理子（東芝林間病院リハビリテーション科，作業療法士）
鈴木　真弓（埼玉医科大学付属病院リハビリテーション科，作業療法士）
大村みさき（富家病院リハビリテーション室，作業療法士）
小山　春美（東松山市総合福祉エリア，作業療法士）

組みひも・作業療法への適用法 ―治療・援助・評価の手引き―

2003年10月30日　第1版第1刷発行
ISBN4-7639-2110-X　定価はカバーに表示

編著者	遠藤　てる
著　者	松村恵理子／鈴木　真弓／大村みさき／小山　春美
発行者	木下　攝
発行所	株式会社　協同医書出版社

〒113-0033　東京都文京区本郷3-21-10　浅沼第2ビル4階
phone 03-3818-2361　　fax 03-3818-2368
http://www.kyodo-isho.co.jp/　　e-mail kyodo-ed@fd5.so-net.ne.jp

DTP　　Digital Inkpot
印刷
製本　　明石印刷株式会社

JCLS〈(株)日本著作出版権管理システム委託出版物〉
本書の無断複写は著作権法上での例外を除き禁じられています．複写される場合は，そのつど事前に
(株)日本著作出版権管理システム（電話 03-3817-5670，FAX 03-3815-8199）の許諾を得てください．